Dr. med. univ. Ulrich Ertl

Menschenmast

Wie wir vorsätzlich dick gemacht werden

Wie wir das aufgezwungene Fett wieder loswerden

dosis.cc-Verlag

Dr. Ulrich Ertl, geboren 1955 in Klagenfurt, ist promovierter Mediziner und betreibt eine Zahnarztpraxis. Dieses Buch ist das Ergebnis persönlicher Erfahrungen und langjähriger Recherchen. Der Vater von sechs Kindern wog selbst einmal 100 Kilogramm und hat heute Normalgewicht. Er fand eine schlüssige Erklärung dafür, warum viele Menschen Karies haben, obwohl sie keine Süssigkeiten naschen. Der Autor beschreibt nicht nur die Ursachen und Wirkung der alltäglichen Menschenmast, sondern weist auch den Weg aus diesem Gefängnis der Diäten und Essensvorschriften.

Impressum

1. Auflage 2011

Gesamtherstellung dosis.cc-Verlag,
Christian Kogler, Christian Reiner
printed in EU
ISBN: 978-3-200-02313-0

INTERNET: **www.menschenmast.com**

INHALT

VORWORT

Geht es Ihnen auch so? Sie essen normal und nehmen trotzdem zu. Sie hauen nicht über die Stränge, leisten sich nichts Besonderes und werden ständig dicker. Und Sie glauben natürlich, dass Sie daran schuld sind. Sie ganz allein. Willensschwach, zu wenig konsequent, zu träge, zu unsportlich. Zum Verzweifeln. Knapp vor der Depression. Der innere Schweinehund ist einfach zu stark. Schicksal.

Aber so wie Sie das jetzt sehen, stimmt es nicht. Im Gegenteil. Sie trifft keine Schuld. Sie werden so gemacht. Es geschieht mit Absicht. Warum isst man, wenn man weder will noch soll? Weil man muss. Weil man gezwungen ist durch die Meldungen seines Körpers. Es besteht eine körperliche Abhängigkeit. Das Essen hat heute unübersehbar etwas Zwanghaftes an sich.
Dicke sind Opfer, nicht Täter!

Dicke werden dick gemacht. Sie werden gemästet. Wenn jemand irgendjemanden anderen fett macht, so ist das ein Verbrechen. Das Dickmachen ist eine Verunstaltung, und das gilt als schwere Körperverletzung.

Der Staatsanwalt müsste fragen: Wer mästet die Leute? Was macht es den Menschen? Wann passiert das? Wo kommt das vor? Wie wird das gemacht? Warum wird das getan? Woher stammt die Information? Welche Folgen hat das? Leider tut er das nicht. Aber ich habe es gemacht. Weil ich selbst viel zu dick war. Knapp einhundert Kilogramm waren es. Dreißig davon habe ich im Zuge meiner Recherche verloren, schnell und dauerhaft.

Und obendrein hat mich als Zahnarzt brennend interessiert, warum Menschen Karies haben, obwohl sie keine Süßigkeiten naschen. Was ist da nur los mit den Menschen? Sind wir einem Massenversuch ausgeliefert? Menschenversuche sind ohne Einwilligung der Betroffenen verboten. Es gibt Spuren. Weit verstreut, gut verwischt, aber eindeutig. Eine lange Reihe eher unüblicher Verdächtiger kommt zum Vorschein.

Befreien Sie sich aus der Sklaverei der Menschenmast. Verlassen Sie dieses Gefängnis der Diäten und Essensvorschriften, in dem die Bauchfettringe die Fesseln darstellen. Es gibt kein Patentrezept für alle. Aber es gibt ursächliche Zusammenhänge, die alle betreffen. Erkenntnisse über Funktionsweisen sollen aus der Resignation herausführen.

Der eigene Wille erlangt wieder die Herrschaft über den eigenen Körper. Deswegen wird hier nicht gezeigt, was alles wie und wann gegessen werden soll und kann, sondern es werden Maßnahmen und Verhaltensregeln vorgestellt, die das Erkennen und Vermeiden der fett machenden Dinge erleichtern.

Das Folgende stellt eine Zusammenfassung zu dieser Recherche dar, die uns alle betrifft. Dieser Bericht zeigt die Suche nach einer Erklärung, er wurde zum Beginn einer Aufklärung. Diese Schrift stellt einen Annäherungsversuch an ein sehr komplexes vielschichtiges Geschehen dar. Meine Arbeit beruht auf eigenen Beobachtungen an Patienten, Freunden und Familienmitgliedern sowie auf Recherchen in Literatur und Internet. Die daraus gezogenen Schlüsse sind ungewohnt, sie führen zu ungewöhnlichen Einsichten. Dazwischen gibt es immer wieder Ausflüge und Rückblicke in die Entwicklung und die Frühgeschichte des Menschen, die nicht immer ganz ernst gemeint sind. Den Kohlenhydraten ist auch ein eigenes Kapitel zugestanden worden, weil das Verständnis dieser Stoffklasse wirklich wichtig ist. Auf ein Glossar wurde nicht verzichtet, sondern es wurde outgesourct. Wegen der großen Bekanntheit und der leichten Verfügbarkeit verweise ich auf die Enzyklopädie Wikipedia. Im Falle von Bedeutungsunklarheiten bitte im Internet nachlesen.

Internet-Fotoalbum

Zu diesem Buch gehört ein Fotoalbum. Auch das ist im Internet. Auf den Druck von Abbildungen wird verzichtet, weil es teuer und auf recht wenig Raum beschränkt ist. Während der Arbeit ist mir aufgefallen, dass viele Bilder zur Verwendung kommen sollen, diese Menge sprengt aber leider den Umfang des Buches. Das Buch würde zu dick und zu schwer. Das wollte ich vermeiden, ich wollte kein übergewichtiges Buch. So ist das Internet-Fotoalbum entstanden. Der große Vorteil ist, dass nicht nur mehr Bilder gezeigt werden können, sondern dass diese Bilder auch immer auf den neuesten Stand gebracht werden können. Wenn Sie das Buch ein zweites Mal lesen, kann es durchaus sein, dass Sie andere Bilder im Internet-Album vorfinden. Dadurch ist das Buch leicht und handlich geblieben. Der Zugang erfolgt über die Homepage des Buches mit den zugehörigen Seiten auf **www.menschenmast.com**.

Gefahren der Überflussgesellschaft,
Zivilisationspandemie

Was ist mit uns Menschen passiert? 2,5 Millionen Jahre haben wir Menschen ohne Arzt, Hygiene oder andere Hilfe überlebt und uns weiterentwickelt. Die Leute sind in früheren Zeiten auch alt geworden, und heute sind junge Menschen krank wie früher einmal ganz alte. Wir müssen unseren Körper bei der Erfüllung seiner Basisfunktionen nicht dauernd beobachten und kontrollieren. Das ist unnötig. Unser Körper ist prinzipiell wartungsfrei angelegt.

„Vom Essen und Trinken kann man sich hervorragend ernähren!“
(Zitat Dr. Helmut Ertl)

Das gelingt uns heute besser als je zuvor. Die Menschen sind so dick wie noch nie. Die Zivilisationskrankheiten haben uns fest im Griff. Was macht die moderne Zivilisation eigentlich so gefährlich für unsere Gesundheit?

Wir Menschen sind sesshaft geworden. Zuerst einmal vor etwa 10.000 Jahren, als wir von der Jäger- und Sammlergesellschaft zur landwirtschaftlich geprägten, arbeitsteiligen Gesellschaft gewechselt haben. Und heute noch einmal, wir sind im Doppelsinn sesshaft, erstens keine Nomaden mehr und zweitens gehen die meisten einer sitzenden Tätigkeit nach. Die Fettsucht greift um sich, wir Menschen werden immer schwerer. Kinder sehen aus wie aufgeblasen. Die meisten Menschen in den entwickelten Ländern haben ein Figurproblem. Die einen werden ständig etwas schwerer, die anderen schränken sich ein und bleiben mühevoll weitgehend gleich. In Amerika sind zwei Drittel der Bevölkerung zu dick.

Etwas ist Faul im Staate Dänemark! (Sagt Hamlet in Shakespeares Stück)
Und nicht nur in Dänemark, sondern in allen entwickelten Staaten. Diese Fäulnis ist schmerzhaft. Sie befällt die Zähne. Es faulen die Zähne in den meisten Mündern. Bei Groß und Klein, Arm und Reich. Fast alle Menschen haben Karies, nur einige wenige Prozent der Bevölkerung bleiben verschont. Das Schreckgespenst dieser Zivilisationserkrankung breitet sich auf der ganzen Erde aus. In der Alten Welt hat es begonnen. Dann verstärkt Amerika, und nun ungehemmt weiter. Im Zuge der weltweiten Verbreitung der modernen Nahrungsmittel erstreckt sich auch die Karies über die gesamte Erde.

So einfach wie heute war es noch nie, sich ausreichend Nahrung zu beschaffen. Esswaren sind so billig wie noch nie, wenn man die Kosten relativ zum Einkommen sieht. Der Anteil des Verdienstes, der für Lebensmittel verwendet wird, ist so klein wie er noch niemals vorher war. Es gibt alles im Überfluss, und jeder kann es sich leisten. Überfluss ist überall, Not ist eine echte Ausnahmesituation geworden, glücklicherweise. Nicht einmal die Tiere im Winter haben ein echtes Problem, sonst wären sie nicht hier. Und den Überfluss sieht man auch, nicht nur an den vielfältigen Angeboten der Supermarktketten, man sieht ihn an den Mitmenschen. Vielen sieht man ihren Wohlstand schon von Weitem an, sie sind eben wohlgenährt. Man könnte auch sagen, sie sind zu dick, aber wer hört das schon gerne, auch wenn es stimmen sollte. Wie gesagt, zwei Drittel der Amerikaner sind zu dick, ein Drittel ist sogar fettleibig, eine Bezeichnung für sehr dick.

Wie hat das alles angefangen?

Schauen wir unsere Vorgänger an: Wie haben sie sich ernährt, als Jäger und Sammler? Gejagt wurde Wild, und gesammelt wurde alles, was essbar war. Blätter, Gräser, Wurzeln, Pilze, Früchte und Samen. Es ist sehr wahrscheinlich, dass unsere Vorfahren sich in erster Linie von Fleisch ernährt haben. Das hat den Hauptteil ihrer Kalorienaufnahme dargestellt. Dabei ist davon auszugehen, dass Fleisch einen Brennwert von etwa 100 Kalorien pro 100 Gramm aufweist. Bei starker körperlicher Belastung braucht der Mensch dann etwa 2 bis 5 Kilogramm Fleisch pro Tag. Damals haben wir übrigens noch Mammut gegessen, mehr davon später.

Die gesammelten Nahrungsmittel haben bis auf die Nüsse sehr wenige Kalorien, so dass man einen Durchschnittsbrennwert von Gemüse mit etwa 20 Kalorien pro 100 Gramm annehmen kann. In fleischlosen Zeiten, wenn das Jagdglück unseren Vorfahren nicht hold war, musste auf das Gesammelte zurückgegriffen werden. Um den Kalorienbedarf decken zu können, musste entsprechend mehr gegessen werden. Umgerechnet entspricht das der dreifachen Menge, also 6 bis 10 Kilogramm Beeren, Wurzeln oder Gräsern pro Tag. Das ist eine recht große Menge, aber so über den Tag verteilt durchaus zu schaffen. Diese Mengen sind wir gewöhnt, so viel wollen wir essen, erst nach einer solchen Menge sind die Mägen prall gefüllt. Damals war die Idealgestalt sehr stark gepolstert. Die damalige Schönheitskönigin sah so aus wie die Venus von Willendorf, die Steinzeitminiatur als österreichisches Schönheitsideal vor 25.000 Jahren.

Wir leben im 21. Jahrhundert und das Fett ist im Begriff, die Welt zu erobern.
Es ist eigentlich ein positiver Zustand, aber etwas daran gefällt uns nicht.
Die Venus von Willendorf ist vielfach wieder auferstanden. Wir gefallen uns als Michelin-Männchen oder -Weibchen nicht wirklich gut. Die Akzeptanz des damaligen Wunschkörperbildes hat gelitten. Und leider hat sich das Schönheitsideal verändert. Alle sind zu fett, das war vorher nicht so. Was ist nur anders geworden mit uns? Wie eine körpereigene Ölkatastrophe liegt massenweise Fett über den Muskeln und unter der Haut.

Warum gerade ich?

Auch ich selbst bin von diesem Menschenversuch betroffen. Dieses Buch beschreibt auch meine Entwicklung. Ich war dick, viel zu dick. Ich hasste jedes einzelne Gramm Übergewicht. Seit mir bewusst war, dass ich übergewichtig war. Jede Falte voll Fett war mir ein Grauen. Ich habe einen Großteil meines Körpers wirklich gehasst. Ich schreibe dieses Buch, um Dicken zu helfen. Weil ich selbst davon betroffen war. Und weil es mir gelungen ist, innerhalb eines halben Jahres auf mein Ideal-/Naturgewicht zu kommen. So habe ich wieder meine Lieblingsfigur erreicht. In meinem Fall hat es sich um den Abbau von 30 kg Übergewicht gehandelt.

Zugegeben, diese Gewichtsreduktion ist über diesen kurzen Zeitraum etwas extrem gewesen. Das wird auch in diesem Ausmaß nicht in allzu vielen Fällen notwendig sein. Bei mir war sie notwendig. Ich weiß heute auch, warum ich so hässlich fett geworden bin: Ein Faktor, eine Ursache liegt in der Ernährungsart durch meine Eltern. Sie haben den Krieg miterleben müssen. Als Österreicher nach 1945 auf der Seite der Besiegten. Was mit einer großen Nahrungsmittelknappheit einherging. In dieser Zeit hatten sich die Menschen an einen hamsterähnlichen Umgang mit den Lebensmitteln gewöhnt. Und sie hatten sich angewöhnt, alles zu sich zu nehmen, was den Anschein hatte, nährstoffreich und essbar zu sein. Wenn man einmal für einige Zeit echten Hunger zu leiden hatte, vergisst man das offenbar nicht mehr so leicht. Man ist bestrebt, immer und allzeit genug Essbares zur Verfügung zu haben.

Ich wurde im Jahr 1955 geboren. Als kleines Kind war ich sehr schlank. Ich kann mich nicht mehr daran erinnern, aber ich weiß das von Fotos und kann es so auch beweisen. Und dann wurde ich schön langsam immer ein bisschen dicker. Obwohl ich nie viel gegessen habe, bin ich trotzdem dicker geworden. Als Jugendlicher war ich leicht korpulent, habe einen wirklich kleinen Bauch gehabt, der sich problemlos einziehen ließ, falls es erforderlich war. Als Student nahm ich wieder ein wenig zu, aber noch nicht störend, weder für mich noch für meine Freundin. Als Jungarzt wurde es noch einmal mehr. Und dann in der Ehe wurde es mit meiner Figur immer schlimmer.

Besonders die Schwangerschaften haben mir zugesetzt. Ich habe immer brav mit meiner Frau zugenommen, wenn sie schwanger war. Sie hat mit der Geburt und dem Stillen schnell wieder ihr normales Gewicht erreicht. Ich bin nicht entbunden worden von meinem Zusatzgewicht. Und es waren mehrere Schwangerschaften, die meine Figur geformt haben. Meine Gewichtsreduktion geschah eigentlich nur aus einem Grund: Ich habe mich nicht mehr anschauen können. Ich habe meine Figur regelrecht gehasst. Bis mir das bewusst wurde, dauerte es ziemlich lange. Zwar lebte ich mit meinem Körper tagaus, tagein anscheinend zufrieden und harmonisch, doch in meinem Inneren formierte sich eine massive Abneigung gegen alles Unförmige, Massige und Korpulente an mir. Dies brachte ich verbal zum Ausdruck, und kritisierte so jeden Menschen, der so eine ähnliche Figur hatte wie ich (mit einem mir vergleichbaren Erscheinungsbild), der sich in meinem Umfeld befand. Ich meinte aber mich selbst, jedoch ohne mich betroffen zu fühlen.

Ausschlaggebend zum Entschluss, mein Gewicht zu reduzieren, oder richtiger gesagt, meine Figur zu verbessern, war ein Foto von einer Schulveranstaltung meiner Tochter. Es zeigte mich von der Seite. Sei es durch Ausarbeitung, Verzerrung oder Veränderung beim Vergrößern durch den Kopierer, es war das erste Mal, dass es mir auffiel: Ich war zu dick. Unübersehbar. Der Beweis war da. Und da war selbst mir klar, dass es jetzt sein müsste, jetzt oder nie. Obendrein wurde mir schlagartig klar, woher meine innere Unzufriedenheit kam. Es ist also im Wortsinn augenscheinlich, dass die Waage wenig aussagekräftig ist, wenn es um die Körperfülle geht.

Ein Bild sagt mehr als tausend Worte!

Das wichtigste Instrument zur Bewusstwerdung des Übergewichtes ist das Foto! Es ist ein Merkmal des Dickwerdens, dass man es anfangs nicht recht wahrnehmen kann. Zuerst spannt die Hose ein wenig, und auch der Hemdkragen ist ein bisschen zu eng. Das wird wieder. Man wiegt sich immer im idealen Zeitpunkt, nach dem Sport, so leer wie möglich. Schwere Knochen hat man natürlich auch, und später dann ganz besonders. Eine Waage ist nicht geeignet, das Ausmaß der Fettleibigkeit zu beurteilen. Weil die Waage die Größe des Gewogenen nicht erkennen kann.

Deswegen sind arithmetische Spitzfindigkeiten wie etwa der Body-Mass-Index(BMI) oder die Idealgewichtsberechnungen erdacht worden. Und das mit dem BMI hat auch seine Besonderheiten, man ist dann eigentlich nicht zu schwer, sondern nur gerade eben ein bisschen zu klein. Aber eigentlich sind all diese Bestimmungen überflüssig. Sie dienen nur der Verunsicherung der Gewogenen – so ähnlich wie Angaben zum durchschnittlichen Verdienst, dem Durchschnittsverbrauch eines Automobils, zur durchschnittlichen Penislänge oder zum Oberweitenumfang.

Wenn Sie in einen Spiegel schauen und der Spiegel meint, Sie sind die- oder derjenige mit der besten Figur im ganzen Bekanntenkreis, dann hat er recht, unabhängig von ihrem Gewicht! So viel Selbstachtung muss schon sein. Aber die eigentliche Bewusstmachung der Fettleibigkeit ist ihre Unübersehbarkeit. Man mag durchaus nahe am Idealgewicht sein, aber wenn man gezeigt bekommt, dass man zu dick ist, dann hat man keine Ausreden mehr.

Der Spiegel zeigt einen Menschen so, wie er sich selbst gerne sieht. Man schaut hinein und zwar so, wie man denkt, dass es am besten aussieht. Spieglein, Spieglein an der Wand, wer ist die/der Schlankste im ganzen Land? Spätestens jetzt brauchen wir einen möglichst verlogenen Zauberspiegel. Der ist schwer zu bekommen, also Augen zu und vorbei. Und Ganzkörperspiegel gibt es nicht so viele. Man kann ihnen ausweichen. Und sonst, wenn es gar nicht anders geht, nimmt man die möglichst schlankste Haltung ein: Brust raus, Bauch rein!

Aber wehe, man wird fotografiert. Vor allem dann, wenn man es nicht rechtzeitig merkt. Und dann werden einem diese Bilder gezeigt. Dann wird es ungemütlich. Da kann kein Bauch mehr eingezogen werden. Die ideale Fettvertuschungshaltung kann nicht mehr eingenommen werden. Jetzt ist das eigene Figurproblem nicht mehr zu übersehen. Am besten ist es, sich so ein Foto zu behalten und zu akzeptieren, dass man sich bestenfalls selbst beschwindeln kann, leider aber nicht die anderen.

Aber es gibt noch eine Steigerung! Wenn Sie nämlich gefilmt werden. Beim Sport, unter

Freunden, auf Reisen. Jetzt wird es noch ungemütlicher. Statt der einen Idealpose viele andere, wenig vorteilhafte. Manches wirkt in Bewegung noch wilder als es eigentlich ist. Der Effekt wird dadurch verstärkt, dass man sich als bewegtes Bild unter anderer Perspektive sowieso schwer wiedererkennen will. Aber es hilft nichts, man wird identifiziert. Und dazu noch als Fettleibiger. Aber es hat auch sein Gutes: Jetzt weiß man wirklich, wie einen die anderen immer sehen.
Bei mir war es der Film zur Verbesserung der Ansprechhaltung im Rahmen des Golfkurses zur Erlangung der Platzreife. Ideal für die Figurbeurteilung: von der Seite gefilmt, die Haltung nach vorne gebeugt, damit der Bauch gut herunterhängen kann. Dazu das Golfleibchen etwas zu kurz, damit der Bauch auch unbedeckt wenigstens ein Stückchen zu sehen ist. Echt peinsam, den anderen Kursteilnehmern hat es gut gefallen, auch der Golflehrer hatte an der Haltung wenig auszusetzen. Nur mir hat es wirklich den letzten, wichtigsten Impuls zum Handeln gegeben.

Wie ist es, dick zu sein?

Selbsterkenntnis. Warum bin gerade ich so dick? Diese Frage stellen sich heute sehr viele Menschen. Man tut nichts dazu, man frisst nicht haltlos, man lebt eher moderat, und trotzdem wird man ständig dicker. Eigentlich gönnt man sich nichts Besonderes. Ja, eigentlich isst man nicht einmal viel Süßes. Jedenfalls ist man **kein Vielfraß, kein Fresser, kein Gourmand.** Andererseits auch kein wirklich fleißiger Sportler, einmal die Woche ein Bißchen Tennis, etwas Joggen, kein Marathonläufer, kein Extrembergsteiger. Man lebt nicht wirklich ungesund, trinkt selten mehr als man sollte. Sicher kein Alkoholmissbraucher, kaum einmal ein Fläschchen Wein zum Essen. Ab und zu ein Bierchen oder ein Prosecco nach der Arbeit mit Kollegen, aber nicht regelmäßig. Sicher, man könnte gesünder leben, mehr Sport, mehr Gemüse, weniger Zucker und Fett. Man will aber auch ein bisschen was haben vom Leben. Wirklich keine Ausschweifungen, keine extremen Fressorgien, nicht täglich zum „All you can eat"-Buffet beim Chinesen um die Ecke. Und dazwischen immer wieder Fastenzeiten, wenigstens zwischen Aschermittwoch und Ostern. Kein Fleisch, kein Alkohol, wenig Fett und Zucker.

Dennoch, **jedes Jahr ein Kilogramm mehr**, die Kleidergröße steigt entsprechend mit. Man wundert sich, was einem einmal gepasst hat, genauso wie darüber, was einem einmal gefallen hat. Es hat den Anschein, als würde der Körper seine Fettreserven überhaupt nie angreifen.

In jedem Menschen steckt eine gute Figur, auch in Ihnen. Bei manchen Leuten ist diese gute Figur halt leider relativ weit innen drinnen. Gut versteckt unter der Fettdecke. Jede und jeder will schlank sein, weil schlank zu sein bedeutet schön zu sein. Nun, Schönheit liegt ja bekanntlich im Auge des Betrachters, man kann also durchaus auch anderer Meinung sein als der Mainstream.

Der Fettanteil des Körpers ist der am leichtesten zu beeinflussende Faktor, der aber in ganz besonderem Maß das Aussehen beeinflusst. Die Körpermasse, also das Gewicht, ist leicht beeinflussbar. Die Körpermaße, also die Größe, die Länge der Beine, der Arme, sind es nicht. Will man das Verhältnis, die Proportionen der Körperteile zueinander, verändern, kann man das nur mit Hilfe von plastischen Chirurgen erzielen. Menschen neiden einander am meisten eine gute Figur, wohl auch deswegen, weil sie erreichbar ist und es angeblich nur vom eigenen Willen abhängt, wie man aussieht. Oft wird sogar (von den Schlanken!) behauptet, Fettleibigkeit ist eine Art von Geisteskrankheit. Wie eine Depression auch eine Geisteskrankheit darstellt. Aber eben im Sinne von Willensschwäche und Inkonsequenz. Das ist völlig falsch. Was fehlt den Menschen, die zu korpulent sind? Man könnte meinen, sie sind Genussmenschen, deren Bedürfnisse durch ihre Normalkost nicht befriedigt werden und durch ihre Diäten schon gar nicht. Vielen Menschen haben Kuren geholfen, aber leider ist im Alltag das Halten einer einmal erreichten guten Figur äußerst schwierig.

Dick, aber glücklich?

Es gibt wenige wirklich glückliche Dicke. Ich war auch nicht glücklich, und wenn man dann mit ähnlich Dicken (also eigentlich Leidensgenossen) ehrlich gesprochen hat, kam heraus, dass sie es auch nicht waren. Dicke gäben viel dafür, nicht dick sein zu müssen. **Dicke sind gut isoliert** – auch sozial, nicht nur thermisch. Dick sein bedeutet, ständig sein Aussehen mit seiner Wesensart kompensieren zu müssen. Oder die Dicken glauben das zumindest, weil sie sich als Karikatur sehen und meinen, von anderen Menschen sonst nicht akzeptiert zu werden. Dicke sind deswegen wesentlich freundlicher als sie es eigentlich sein müssten.

Niemand ist gerne dick

Es stört einen bestenfalls manchmal weniger. Aber meist stört es sehr. Es gibt offensichtlich unterschiedliche Menschentypen, wenn es um die Figur geht.

Da sind einmal die beneidenswerten **Dünnen**:

☞ Die erste Gruppe kann **alles essen**, und trotzdem werden sie **nie dicker**. Diese Menschen können bedenkenlos essen, was immer sie wollen, und sie nehmen nicht zu.
☞ Die zweite Gruppe beinhaltet diejenigen, die **alles essen** und auch nicht dick werden, weil sie **viel verbrauchen**. Durch Sport, Arbeit oder leider auch Krankheit.
☞ Dann gibt es die **Wenigesser**, die sind auch dünn, kein Wunder, die essen kaum etwas.
☞ Und zuletzt sind da diejenigen, die **rationiert und diszipliniert essen**, also eine Diät halten oder kuren. Diese Gruppe beinhaltet auch viele passionierte Kalorienzähler.

Jetzt zu den weniger beneidenswerten **Dicken**:

☞ Da sind einerseits diejenigen, die **viel essen**. Klarerweise sind die korpulent.
☞ Und da sind die Dicken, die **eigentlich wenig essen**. An sie richtet sich dieses Buch. Zu dieser Gruppe zähle ich mich auch. Wir werden immer mehr, persönlich und als Menge an Individuen.

Dick sein ist eine Behinderung. Erst stört der Bauch noch nicht sehr, aber mit zunehmender Größe behindert er zumindest die Sitzqualität und das Zuschnüren von Schuhen. Deswegen mögen Dicke lieber Schlüpfer. Die Sicht zu den eigenen Genitalien wird erschwert, in weiterer Folge ohne Spiegel unmöglich. „Spiegeleier haben" heißt das bei Männern. Männer sind zu dick, wenn sie ihre Hose ohne den Knopf aufzumachen ausziehen können – aber das können ganz dünne Männer auch, die lesen dieses Buch aber sowieso nicht. Deswegen werden ab einer gewissen Größe gerne Hosenträger verwendet, nicht weil dann die Hose leichter ist, weil der Hosenträger beim Tragen mithilft, sondern weil das Schließen der Hose keinen Halt mehr bringt.

Wegen der nach unten gerichteten Steigung der schiefen Ebene Unterbauch. Oder der Gürtel schneidet unangenehm in den Bauch ein, was sogar zu einem signifikanten Blutdruckanstieg führt. Andere wieder sind ganz einfach aus ihrem Gürtel herausgewachsen. Er passt ihnen leider nicht mehr. Das einzige Kleidungsstück, das einem zunehmenden Mann immer passt, ist die Krawatte. Jeder Dicke glaubt, er kann seine Körperfülle durch geeignete Kleidung verbergen. Anfangs geht das, Sie wissen schon: nichts Quergestreiftes und hauptsächlich schwarz. Aber bald geht das nicht mehr, dann verbirgt man seine Leiblichkeit eher vor sich selbst. Glauben Sie wirklich, ein schwarz nicht quer gestreift gekleideter Dicker wird nicht als Dicker erkannt? Es gibt kein Kleidungsstück, das die Fettmassen so verbergen kann, dass man als schlank durchgeht.

Dick wirkt wie aufgeschobene unerledigte Arbeit. Später. Wird später weiterverarbeitet. Kennen wir gut. Der Stapel der unerledigten Post wird immer höher. Die Schicht nicht verbrauchter Nahrung wird immer dicker. Werden wir verbrauchen. Mehr Sport. Morgen ganz sicherlich. Aber es gibt nicht nur ästhetische Gründe, sich einen schlanken Körper zu wünschen. Es gibt auch Untersuchungen, die darauf hinweisen, dass es ungesund ist, zu füllig zu sein. Bei Männern etwa gilt ein Bauchumfang von mehr als 100 cm bereits als Risikofaktor, und 100 cm Bauchumfang ist nicht so selten wie man meinen möchte.

Dick ist ungesund. Das wissen Sie sowieso. Das Herz hat mehr Arbeit zu leisten, der Blutdruck ist zu hoch. Die Gelenke, vor allem Knie und Hüfte, leiden unter der zu hohen Last. Die Haut wird weiter und reißt stellenweise ein, Schwangerschaftsstreifen für Männer gibt es also auch. Das Risiko, zuckerkrank zu werden, steigt sprunghaft an. Bewegungsarm muss man sein, um seine Gelenke nicht noch weiter zu überlasten. Man läuft eher Gefahr, einen Schlaganfall zu bekommen. Oder auch einen Herzinfarkt. Obendrein steigt das Risiko für Gicht und Gallenblasenleiden. Aber insgesamt ist wichtig, dass man sich sowieso nicht so toll fühlt, es braucht diese ganzen Drohungen gar nicht, um zu wissen, dass man lieber schlank oder wenigstens leichter wäre.

Dick macht noch etwas anderes. Es macht unglücklich. **Dicke werden leichter depressiv.** Kein Wunder, jeder Blick in den Spiegel vertreibt die gute Laune. Und die Blicke der anderen tun weh. Auch wenn sie gar nicht auf die Figur schauen. Man wird sehr leicht verletzlich in diesem Zustand. Andererseits, wenn man schon dick ist und nicht als Fresser und Gourmand gelten will, ist es recht nützlich, eine Ausrede für seine Fettleibigkeit parat zu haben. Die alte Rechtfertigung, man hätte ein Drüsenleiden, wird von den gemeinen Schlanken als Überfunktion der Speicheldrüsen lächerlich gemacht. Manche sagen sogar, die Grundkrankheit der Dicken wäre ein gesteigerter Appetit. Also müssen bessere Ausreden her. Gut ist es, die Korpulenz als Nebenwirkung von medikamentösen Therapien darzustellen, weil es das ja wirklich gibt. Wenn Sie Medikamente gegen Depressionen nehmen oder Betablocker brauchen oder die Pille nehmen, haben Sie ein Recht darauf, dick zu sein. Antidepressiva können Sie brauchen, wenn Sie dick sind. So schließt sich ein Kreis.

FETT-TYPEN

- **FASSTYP:** Mann ca. 50a, Biertrinker
- **BIRNENTYP:** Frau 50a, Gernesserin mit Weinvorliebe
- **POSTROSSTYP:** Frau, breitarschig, Vielesserin
- **EUTERTYP:** Frau, riesige Brüste, direkt in Bauchfett übergehend
- **SCHWAMMTYP:** Mann, rundum total schwabelig fett
- **HORMONTYP:** Mann oder Frau, Wechseljahre bei ihr, Hormonbier-Fett bei ihm
- **MASTTYP:** Mann oder Frau, Sehr-viel-Esser

Viele Dicke fragen sich irgendwann einmal: Was für ein Fetttyp bin ich? Das ist eigentlich nebensächlich, zu fett ist immer zu fett. Weiters ergibt sich aus dem Fetttyp wie dargestellt keinerlei Konsequenz daraus, wie im speziellen Fall besser oder leichter zu einer Normalfigur zu kommen wäre. Es gibt da ein schönes Beobachtungsexperiment am Strand: Haben Ehepaare die gleiche Art von Figur, füllig oder auch nicht, dann essen sie meist auch die gleichen Sachen. Ehepaare mit unterschiedlichen Figuren essen meist getrennt in ihren Betrieben oder in diversen Gaststätten und nur am Wochenende und am Abend wird das Gleiche eingenommen. Fragen Sie nach. Sie werden nette Leute kennen lernen.

Was hat ein Zahnarzt mit der Ernährung zu tun?

Wie kommt man als Zahnarzt ins Gebiet des Übergewichtes? Sie werden sich fragen, warum beschäftigt sich gerade ein Zahnarzt mit diesem Thema, und schreibt dann auch gleich ein Buch darüber? Weil ich mir darüber Gedanken gemacht habe, wie manche Nahrungsmittel als gesund und gut gelten können, die den wichtigen Anfangsteil unseres Verdauungstraktes in sehr kurzer Zeit völlig zerstören können.

Auch als Zahnarzt ist man vor der Karies nicht geschützt. Man weiß zwar genau, was man zu tun hat, um sie zu verhindern, aber der Geist ist zwar willig, das Fleisch jedoch schwach. Doch bei den Kindern will man nichts falsch machen. Ich putzte also meiner kleinen Tochter intensiv die Milchzähnchen, und trotz all meiner Bemühungen hatte sie auf einmal eine kleine Kariesstelle an einem Schneidezahn. Ich forschte nach Zuckerln, süßen Getränken und Schokolade in Geheimverstecken. Nichts davon war schuld. Ich suchte weiter und bemerkte endlich, dass sie gerne zwischendurch Grissini (diese dünnen, knusprigen, italienischen Brotstangen) knabberte.

Dann fiel mir ein heute eher seltenes Erscheinungsbild der Zahnfäule ein, die sogenannte Bäckerkaries. Diese Kariesform ist dadurch gekennzeichnet, dass sogar auf glatten Zahnflächen große Zerstörungen auftreten, verursacht durch den in der Luft befindlichen Mehlstaub. Diese Kariesform gilt auch heute noch als Berufserkrankung. Aber warum dann die Grissini? Weil die Grissini aus Mehl bestehen! Und der Speichel baut das Mehl zu Zucker ab. Und so entsteht dann die Karies. Grissini sind nicht süß, weil sie keinen schmeckbaren Zucker enthalten. Das ist das Heimtückische daran: Wir können diese Zuckerform nicht erkennen!

Der Zahn ist der Prüfstein der Nahrung. **Was der Zahn nicht verträgt, vertragen wir auch nicht.** Weil an jedem Zahn ein ganzer Mensch hängt. Wenn etwas zu hart ist, sondern wir es aus und entfernen es aus dem Mundraum, es gelangt gar nicht erst in den Verdauungsprozess. Und wenn etwas zu weich ist, kann ja kein Problem entstehen, meint man. Aber auch weiche Nahrung kann unseren Zähnen großen Schaden zufügen. Zu weich tut also auch nicht gut. Unverschluckte Reste bleiben leichter unbemerkt im Mund liegen und können zu Karies führen. Zusätzlich erkannte ich auch einen weiteren beruflichen Zusammenhang: Mir ist im Laufe meiner Tätigkeit als Zahnarzt aufgefallen, dass im Durchschnitt korpulentere Personen die schlechteren Zähne haben als die gleichaltrigen, sozial gleichgestellten Dünneren. Dicke haben im Schnitt weniger gute Zähne. Hier stellt sich die Frage, was kommt zuerst: Die schlechten Zähne, die daran schuld sind, dass weniger gekaut wird? Oder hat der geringe Kauaufwand dazu geführt, dass die Zähne schlecht geworden sind?

Klar und verständlich ist, dass der schlechte Zahn durch das wenige Kauen geschont werden soll. Andererseits reinigt gerade das Kauen die Zähne. Dazu braucht es faserreiche Nahrungsmittel. Gerade breiförmige Mahlzeiten, die gar keine Kauarbeit erfordern, führen besonders schnell zu großen kariösen Schäden. Eigentlich sollte man meinen, dass derjenige mit schlechteren Zähnen der weniger gut ernährte Mensch ist, aber genau das Gegenteil ist der Fall. Menschen mit schlechter Bezahnung sind oftmals dicker als andere. Also komme ich zu der Vermutung, dass diejenigen Nahrungsmittel, die kaum gekaut werden müssen, eher dick machen als kauintensive Nahrung.

Karies

Karies ist keine Bagatellerkrankung. Kariesdefekte sind unwiederbringlich weg, von Natur aus kann sie der Körper aus eigener Kraft nicht ersetzen. Definitionsgemäß ist Karies oder Zahnfäule die Zerstörung von Zahnhartgeweben. Die Entstehung der Karies wird am besten durch die Miller-Theorie erklärt, die 1898 formuliert wurde. Sie besagt, dass Bakterien im Mund Kohlenhydrate abbauen und verdauen. Diese Bakterien, vor allem Streptococcus mutans, ernähren sich von allen Arten von Zucker und von anderen kurzkettigen Kohlenhydraten. Als Stoffwechselprodukt, also ähnlich wie Exkremente anderer Lebewesen, entstehen Säuren. Diese Säuren erweichen den Zahnschmelz und so können die Bakterien in den Zahn eindringen.

Beginnen kann die Karies am leichtesten im Zahnzwischenraum, am Kontaktpunkt, wo ein Zahn den anderen in der Zahnreihe berührt. Zusätzlich fault der Zahn zuerst dort, wo die Einkerbungen an seiner Oberfläche liegen, weil diese schmalen Schluchten und Täler an der Kauoberfläche schwer zu reinigen sind. Hier sind die Zonen der ersten Zerstörung. Dies deswegen, weil an den beschriebenen Stellen die Nahrung am leichtesten liegen bleibt und obendrein die Mikroorganismen am längsten in Ruhe gelassen werden. Die Zahnbürste erreicht die Fissuren schlecht und den Kontaktpunkt gar nicht. Hier haben die Bakterien das, was sie brauchen: Nahrung und Zeit. Und so leben sie glücklich und vermehren sich fröhlich. Und scheiden dauernd Säure aus. Wenn sie die Schmelzschicht durchbrochen haben, befinden sie sich im Dentin, dem Zahnbein. Diese Substanz ist dem Knochen ähnlich, also nicht so hart wie der Zahnschmelz, der ja die härteste Substanz des menschlichen Körpers darstellt. Hier im Zahnbein breitet sich die Zahnfäule noch schneller aus.

Ein naturgesunder Zahn ohne Füllung ist ein hochempfindliches Tastorgan. Der Zahn ist normalerweise sensibel auf Temperatur und Druck sowie die Konzentration von sauer, salzig und süß. Die Karies stört anfangs diese Empfindung, indem sie diese Reize abschwächt, weil die weiche, bakteriell durchsetzte Masse besser thermisch isoliert und wegen der weichen Beschaffenheit den Druckreiz vermindert. In dieser Anfangsphase der Karies werden Zucker und Salz aber stärker gefühlt. Erst wenn größere Zahnteile fehlen und der Weg zum Zahnmark kleiner geworden ist, kommt die verstärkte Kälteempfindlichkeit dazu.

Aber der Zahn kann sich nicht mehr selbst reparieren. Zumindest nicht in dem Sinn, wie wir diese Reparatur sehen wollen. Ohne zahnärztliche Hilfe bleibt ein kariös zerstörter Zahn eine Ruine. Da wächst nichts mehr nach. Nur nach innen hin, zum Schutz des Zahnnervs, bildet sich eine neue Schichte Zahnbein. Doch diese Barriere hält nicht lange. Die Zerstörung geht schneller als der Aufbau. Spätestens jetzt sollte der Zahnarzt aufgesucht werden. Wir sind eigentlich so gebaut, dass wir ohne zahnärztliche Hilfe prinzipiell leben können. Mit der modernen Ernährung ist das kaum mehr möglich. Etwa 1 Prozent der Bevölkerung ist von der

Karies verschont worden. Bis jetzt.

Karies braucht zu ihrer Entstehung mehrere Faktoren: Mikroorganismen, Zeit und geeignete Nahrungsmittel. Jedenfalls ist eine Hauptursache der Karies immer im Liegenbleiben von Kohlenhydratresten an schwer zugänglichen Zahnarealen zu sehen. Kohlenhydrate sind also eine Nahrungsmittelgruppe, die schon die vordersten Anteile des Verdauungssystems schwer und nachhaltig und von der Natur aus gesehen irreparabel schädigt. Karies kann somit durchaus als erster Ausdruck einer schweren, ernsten, unangenehmen Nahrungsmittelunverträglichkeit oder Fehlernährung gedeutet werden.

Früher hieß es: **Gesund beginnt im Mund!**
Mit der heute allerorts erhältlichen Nahrung fällt das allerdings immer schwerer, es ist sogar unmöglich geworden.

Heute muss es heißen: **Krank statt schlank!**
Und das beginnt leider auch im Mund!

Es gibt einen Zusammenhang zwischen der modernen Volkskrankheiten Karies und Korpulenz sowie wahrscheinlich auch Diabetes. Dieser Zusammenhang erschließt sich über die Biochemie der Ernährung. Der Zusammenhang mit der Zuckerkrankheit ist klar erkennbar, wenn man hinter die Kulissen der Verdauung blickt und alte Denkweisen berichtigt. Aber die heutige moderne Nahrung ist maskiert. Wir sehen ihr die gefährlichen Inhaltsstoffe nicht an. Wir können die Gefahr einfach nicht erkennen!

Die Kohlenhydrate

„Wir sind nicht aus Zucker!", sagen wir, wenn wir in den Regen gehen und meinen damit, dass wir wasserbeständig sind und uns im Wasser nicht auflösen werden. Zumindest nicht in kurzer Zeit. Wir sind wirklich nicht aus Zucker, wir bestehen aus Proteinen. Aber die Pflanzen sind es. Und die Pilze. Die lösen sich aber trotzdem interessanterweise auch im Regen und im Wasser nicht auf. Warum eigentlich nicht? Schauen wir uns das einmal genauer an: Die Pflanzen sind die Lebewesen auf unserer Erde, die aus Sonnenlicht, Kohlendioxid und Wasser Zucker erzeugen können. Abfall aus dieser Produktion ist der für uns lebensnotwendige Sauerstoff. Diese wundervolle Errungenschaft der Evolution wird **Fotosynthese** genannt. Die meisten anderen Lebewesen, wir Menschen eingeschlossen, produzieren als Endprodukte unseres Stoffwechsels Kohlendioxid und Wasser, also eigentlich ein wunderbarer Ergänzungsprozess, ein Kreislauf. Nachdem die Pflanzen nur Zucker herstellen können, machen sie alles, was sie brauchen, aus Zucker. Man muss sich so ein Zuckermolekül vorstellen wie einen Legostein, auch das Zuckermolekül ist mit beliebig vielen anderen verbindbar. Gerade und verzweigt. So werden viele andere Materialien hergestellt, die ganz andere physikalische Eigenschaften haben. Aus sehr vielen Zuckermolekülen besteht beispielsweise die Zellulose, die die Stützfunktion in den Pflanzen erfüllt. Es sind circa 10.000 Einzelzuckermoleküle. Zellulose ist nicht im Wasser löslich, weil sonst die Pflanzen bei Regen zerrinnen würden. Praktisch alles in der Pflanze wird aus Zucker hergestellt. Und als Speicherform des Zuckers erzeugen die Pflanzen Stärke. Stärke ist ein weiteres Makromolekül aus vielen Zuckermolekülen. Die Stärke ist nicht wasserlöslich, was sie ja als Speicherform auch nicht sein soll, weil Wasser sonst die wertvollen Reservestoffe herausschwemmen könnte. Und so schmeckt Stärke auch nicht süß. Sie schmeckt erst wieder süß, wenn der Keim die Reservestoffe verwenden soll und die Stärke in Einfachzucker gespalten wird.

Die Kohlenhydrate sind eine mannigfaltige Stoffklasse. Schon die Bezeichnung ist ein wenig irreführend. Im Jahr 1844 bezeichnete Carl Schmidt diese Stoffklasse als Kohlenhydrate, weil sie die chemische Summenformel $Cn(H_2O)n$ haben. Man dachte damals also, es seien ganze Wassermoleküle an Kohlenstoff gebunden. Richtiger wäre, die zweite wissenschaftliche Bezeichnung für diese Stoffe zu verwenden, nämlich **Saccharide**. Das kommt der echten Bedeutung schon näher. Der Name kommt vom griechischen Wort für Zucker „sakcharon". Unser Haushaltszucker heißt Saccharose. Und der erste künstliche Süßstoff heißt Saccharin. Warum wird eigentlich systematisch verschwiegen, dass es sich bei den verharmlosend sogenannten Kohlenhydraten um Vielfachzucker handelt? Warum ist nur wenigen Menschen bewusst, dass Stärke eine Speicherform von Zucker ist? Aber bleiben wir bei der antiquierten Bezeichnung Kohlenhydrate, und in weiterer Folge verwenden wir wegen der besseren Verständlichkeit eine andere überholte Bezeichnung für Energiewerte, die Kalorie. Die Kalorie ist nicht, wie von der Europäischen Kommission gewünscht, im Jahr 2000 verschwunden und vom Joule abgelöst worden. So ist uns auch noch der Begriff der Pferdestärke (PS) bei Automobilen weitaus geläufiger als das gleichermaßen verordnete Kilowatt.

INFORMATION

Die Stoffklasse der Kohlenhydrate kann man unterteilen:

● Einfachzucker ● Zweifachzucker ● Mehrfachzucker ● Vielfachzucker

Die Einfachzucker werden Monosaccharide genannt, die Zweifachzucker heißen Disaccharide. Mehrfachzucker nennt man Oligosaccharide und die Vielfachzucker werden als Polysaccharide bezeichnet. Die wichtigsten Einfachzucker sind die uns gut bekannten und wohlschmeckenden Zucker, wie der Traubenzucker (= Glukose) und der Fruchtzucker (= Fruktose). Die Zweifachzucker sind etwa Rübenzucker (= Saccharose) und Milchzucker (= Laktose). Rübenzucker und Rohrzucker sind chemisch gleich und bestehen aus einem Molekül Fruchtzucker und einem Molekül Traubenzucker. Rohrzucker wird aus Zuckerrohr erzeugt und Rübenzucker aus Zuckerrüben. Die Mehrfachzucker sind die meist eher geschmacksneutralen Nahrungsbestandteile wie die Raffinose in den Hülsenfrüchten, die nur ein Fünftel der Süßkraft von Rübenzucker haben. Die Vielfachzucker schmecken gar nicht mehr süß. Wir sollten unterscheiden zwischen für den Menschen unverdaubaren Vielfachzuckern wie Chitin und Zellulose einerseits und den für uns verdaulichen Vielfachzuckern wie Stärke und Leberstärke (tierische Stärke oder Glykogen). Pflanzliche Stärke besteht aus 100 bis 6000, Glykogen aus 50.000 einzelnen Traubenzuckermolekülen. Gerade diese Vielfachzucker haben es in sich. Unsere hauptsächlich verwendeten Beilagen bestehen praktisch aus dieser Stoffklasse. Kartoffeln bestehen aus Stärke, Pommes frites folglich auch. Reis ist ebenfalls sehr stärkereich. Mehl besteht bis zu 85 Prozent aus Kohlenhydraten. Also ist Brot eine Kohlenhydratnahrung und Nudeln, egal welche Sorte, (Tagliatelle, Spaghetti, Makkaroni und Spiralnudeln) natürlich ebenfalls. Bei den sogenannten Mehlspeisen ist nun klar, dass sie viele Kohlenhydrate enthalten. Für die Bilanz, wie viel aufgenommen und verbraucht wurde, ist es egal, ob Zucker in kurzen oder langen, verzweigten oder unverzweigten Formen aufgenommen worden ist. Es ist auch einerlei, ob dieser Zucker schnell oder langsam aufgenommen worden ist. Entscheidend ist, wie viel insgesamt.

Was geschieht nun in unserem Körper mit diesen Kohlenhydraten, nachdem wir sie in den Mund genommen haben? Hier in der Mundhöhle schon beginnt die Verdauung: Die Zähne zerkleinern alles und der Speichel benetzt die Speisen. Im Speichel ist ein Enzym, das die Vielfachzucker in Einfachzucker zerlegt. Wenn man ein Stückchen Brot lange kaut, merkt man, dass es bald süß wird. Aus dem Vielfachzucker hat sich Einfachzucker gebildet, den wir schmecken können. Die Polysaccharide selbst sind weitgehend geschmacklos. **Wenn wir Kohlenhydrate zu uns nehmen, essen wir also Zucker.** Es ist energietechnisch für den Körper das Gleiche, wenn er Brot oder Zucker aufnimmt, weil Brot eben aus Zuckermolekülen besteht. Und der Körper kann noch etwas: Er kann aus den Kohlenhydraten Körperfett machen, wenn sie nicht verbraucht werden. Und dieses Fett behalten wir dann bei uns. Zehn Sekunden auf der Zunge, zehn Jahre auf der Hüfte. Niemand legt wissentlich ein Blatt Schinken auf zehn Stück Würfelzucker und isst das dann. Aber ernährungstechnisch entspricht das genau einem Schinkenbrot!

KURZ ZUSAMMENGEFASST

Einfachzucker wie Traubenzucker (= Glukose) und **Fruchtzucker** (= Fruktose) schmecken süß, **Zweifachzucker** wie Rübenzucker und Malzzucker auch, Mehrfachzucker sind kaum süß und **Vielfachzucker** wie Stärke und Glykogen sind gar nicht süß.
Egal, welche Art von Zucker wir Menschen zu uns nehmen, der Körper macht im Rahmen der Verdauung im Darm immer Einfachzucker daraus, weil er nur diese Zuckerform aufnehmen und damit etwas anfangen kann.

Damit nicht genug: Unser Körper kann sogar selbst Zucker erzeugen. Nicht viel, aber immerhin etwas. Das tut er, wenn ihm keine Kohlenhydrate zugeführt werden. Wir können bis zu 200 Gramm Traubenzucker (= Glukose) pro Tag herstellen. Dieser Vorgang wird „Glukoneogenese" genannt.

Warum schmeckt uns süß?

Süß ist eine Eigenschaft an Nahrungsmitteln, die uns Menschen gut gefällt. Es gibt keinen, dem Zucker nicht schmeckt. Biologischer Sinn des Geschmackes ist nicht nur, den schichtzugehörigen richtigen Partner schnell erkennen zu können, sondern seine Nahrungsmittel richtig auszuwählen. Süß schmeckt uns, weil der Geschmack energiereiche Nahrung signalisiert und dieser Umstand für uns eigentlich sehr gut ist. Unser Gehirn lebt nur von Glukose, und auch die roten Blutkörperchen und das Nierenmark ernähren sich ausschließlich davon. Wenn wir jetzt Zucker zu uns nehmen, ersparen wir dem Körper viel Arbeit. Er braucht nämlich für die zuckerabhängigen Organe Gehirn, Niere und rote Blutkörperchen pro Tag etwa 200 Gramm Glukose, 150 Gramm für das Gehirn und 50 Gramm für die roten Blutkörperchen. Wird kein Zucker aufgenommen, muss der Körper selbst welchen erzeugen. Er macht das im Wege der sogenannten Glukoneogenese in der Leber.

Das Wort entstand aus den griechischen Wörtern glykos (süß), neo (neu) und genesis (Entstehung). Das verbraucht Energie. Sogar recht viel. Ein aufgenommener Teil Zucker bringt normalerweise zwei Einheiten Zelltreibstoff Adenosintriphophat (ATP). Die Erzeugung von gleich viel Zucker kostet sechs Einheiten ATP. Also ist Zucker wenigstens drei Mal so wertvoll wie andere Nahrungsmittel. Deswegen signalisiert süß, dass es sich um aufnehmenswerte Nahrung handelt und wir freuen uns mit unserem Körper über diesen Fund. Indem das Glückshormon Serotonin als Vorstufe von Dopamin als Belohnung ausgeschüttet wird, wenn der Zucker im Blut ist. Und deswegen nehmen wir mehr von der süßen Speise. Einerseits weil sie uns gut schmeckt und andererseits, weil wir für die Aufnahme mit einem Glückshormon belohnt werden.

Zucker ist ein Sonderfall in der natürlichen, artgerechten Menschenernährung. Normalerweise hat der Mensch vor mehr als 10.000 Jahren gegessen, was er gefunden hat. Einmal mehr, einmal weniger Fleisch, erjagt oder von anderen Beutetieren erlegt und dann von ihm gefunden. Ansonsten hat er Blätter, Gräser, Wurzeln und Früchte gegessen. Davon eine große Menge, um seinen Energiebedarf zu decken. Zucker hat es selten gegeben. Hier und da ein Bienenstock. Und süße Früchte waren auch zu finden. Und diese Zuckernahrung war saisonal beschränkt. Wann können wir in unseren Breiten zuckerhaltige Nahrung finden? Am ehesten im Herbst, wenn es Früchte zu ernten gibt. Dabei müssen wir jetzt streng unterscheiden zwischen Früchten und Samen. Samen halten lange, sie sollen ja auch einen Winter überstehen, Früchte hingegen verderben relativ schnell. Früchte sind Bestandteile der Pflanzen, die zum Verzehr durch andere Lebewesen bestimmt sind. Deswegen schmecken sie meist süß. Wie wir schon wissen, schmecken Zucker dann süß, wenn sie kurz sind, also nur aus einem oder zwei Molekülen bestehen. Wenn Zucker länger sind, also Mehrfach- und Vielfachzucker, schmecken sie nicht mehr süß. Sie sind aber trotzdem aus Einfachzuckern aufgebaut und können wieder zu diesen verdaut werden. Samen hingegen sind nicht süß und werden meist sehr aufwendig gegen den

Verzehr geschützt. Richtiger gesagt, die Samen werden gegen die Verdauung geschützt. Weil der biologische Sinn von Früchten liegt in der Verbreitung der Samen der Pflanze. Manche Samen verbreiten sich durch den Wind, wie der Samen des Löwenzahnes (es muss bei einem Zahnarzt natürlich diese Pflanze vorkommen). Andere benutzen Tiere als Transporter, wie die Klette, die sich mit Zähnchen (auch das muss dem Zahnarzt gefallen) an den Früchten am Fell anheftet. Und wieder andere, die sogenannten Darmwanderer (wie der Holunder oder die Kirsche) verbreiten ihre Samen über den Darm der Transporttiere. Früchte sind also Transportmittel. Samen sind immer stark geschützt, denken wir an die Walnuss oder die Mandel. So leicht ist es nicht, an sie heranzukommen. Die Samen, das sind bei der Erdbeere die kleinen schwarzen Punkte auf der roten Oberfläche, das sind biologisch gesehen kleine Nüsse, und die sind recht hart und die meisten werden unzerstört geschluckt und auch unzerstört wieder ausgeschieden. Alle diese Samen enthalten ebenfalls Zucker, aber in Form von Vielfachzuckern, weil diese Vielfachzucker nicht wasserlöslich sind und auch zur Tarnung vor Fressfeinden nicht süß sind. Schon das Aufknacken einer Nuss ohne geeignetes Werkzeug stellt ein großes Problem dar. Man kann es natürlich mit den Zähnen versuchen, aber gar so oft wird das nicht gut gehen. Getreidekörner sind gut umhüllt und so hart, dass sie schwer zerbissen werden können. Der Mensch raubt den Pflanzen die Samen.

Wie viel Zucker ist nun in den Früchten? Ein Apfel enthält etwa 10 Prozent Zucker. Weintrauben haben bis zu 15 Prozent Zucker, das ist einer der höchsten Werte. Ein Wein gilt als süß, wenn er 4,5 Prozent Zucker hat. Wir empfinden Nahrungsmittel bereits als süß, wenn sie 3 Prozent Zuckergehalt haben.

Wie viel Zucker ist nun in den Samen? Ein Getreidekorn besteht bis auf seine dünne Hülle zu 90 Prozent aus Zucker, der zu Stärke verdichtet ist. Bei Mais und Reis ist das Verhältnis ähnlich, der Stärkeanteil liegt bei 80 Prozent.

Was ist süßer als Zucker? Ein anderer Zucker. Eine interessante Frage, weil es eben unterschiedlich starke Zuckerarten gibt. Es wird die sogenannte Süßkraft bestimmt, in dem man einen Zucker in Beziehung zur Saccharose, dem Rübenzucker oder Rohrzucker oder auch Haushaltszucker, setzt. Man nimmt für seine Süße den Wert 1 an.

BEISPIELE

● **Haushaltszucker** (=Saccharose = Rübenzucker = Rohrzucker)
ein Zweifachzucker, hat den **Wert 1.**

● **Fruchtzucker (= Fruktose)**, ein Einfachzucker,
hat den **Wert 1,5 bis 1,75**, ist also süßer als Rohrzucker.

● **Traubenzucker (= Glukose)**, ein anderer Einfachzucker,
hat den **Wert 0,5**, ist somit halb so süß.

● **Honig** hat den **Wert 1,2**, etwas süßer als der Rohrzucker.

● **Milchzucker (= Laktose)**, ein Zweifachzucker,
hat den **Wert 0,2**, schmeckt also viel weniger süß.

● **Sacharin** als künstlicher Süßstoff hat einen **Wert zwischen 300 und 500**,
ist also mindestens 300 Mal süßer als Rohrzucker.

● **Stevia** ist ein natürlicher Süßstoff und hat mit
einem **Wert bis 300** fast die gleiche Süßkraft wie
Sacharin, ist aber pflanzlicher Herkunft.

Die Süßstoffe schmecken zwar süß, aber so glücklich wie echter Zucker können sie uns nicht machen, weil die hormonelle Belohnung wesentlich geringer ausfällt. Und weil uns süß eben so gut schmeckt, nehmen wir mehr Zucker auf als wir eigentlich im Moment brauchen. Der überschüssige Zucker wird schnell wieder aus dem Blut entfernt, indem Insulin aus der Bauchspeicheldrüse abgegeben wird. Das Insulin bringt den Zucker aus dem Blut in die Zellen, wo er entweder verbraucht oder gespeichert wird. Im Blut ist zu viel Zucker auf Dauer ungesund, weil sonst als Folge die Zuckerkrankheit auftreten kann.

Wozu werden wir eigentlich fetter?
Evolutionsbiologische Ursachen

Wir Menschen haben in früheren Zeiten oft Reserven für karge Zeiten dringend gebraucht. Eine unserer grundsätzlich sehr wertvollen und guten Fähigkeiten unseres Körpers ist diejenige, Fett anzusetzen. Das Körperfett hat uns ermöglicht, relativ lange Zeit ohne Zufuhr von Nahrung überleben zu können. Diese Fähigkeit hat uns so weit gebracht, dass wir, gerade wir, heute in großer Zahl die Erde bevölkern. Charles Darwin, der große Naturforscher, der die Wirkungsweise der Evolution entdeckt hat, konnte sich diesem Prinzip nähern, indem er sich diese Frage stellte: „Was ist wohl der Grund dafür, dass gerade diese beiden Blaumeisen hier nisten und nicht zwei andere Individuen aus demselben Jahrgang?“ Es kommen nämlich jedes Jahr viele Blaumeisenküken auf die Welt, die meisten von ihnen gehen aber zugrunde, bevor sie das geschlechtsreife Alter erreicht haben. So hat es für uns den Anschein, als wären immer gleich viele Blaumeisen da, was ja auch stimmt, aber es sind eben jedes Mal andere Tiere, andere Individuen. Hier sei an das wohl allen bekannte Kinderlied erinnert, das da lautet: „Auf einem Baum der Kuckuck saß“, mit der Textzeile „... und als ein Jahr vergangen war, sim saladim saladu saladim, da war der Kuckuck wieder da ...“

Im Wesentlichen ist der Grund dafür der, dass diejenigen Individuen, die für die jeweiligen Lebenssituationen weniger gut geeignet sind, sich nicht in die nächste Generation hinein vermehren können. So sind vor langer Zeit die weniger fetthaltigen Urmenschen in Mangelperioden eher verhungert als die Speicherfähigen. Und deswegen sind heute mehr Speicherfähige da als andere. Das ist auch der Grund dafür, dass sich die Fettleibigkeit wie eine Epidemie ausbreiten kann. Wir haben die Gene, die uns dazu befähigen. Und sinnvoller Weise bauen wir dann Reserven auf, wenn genug Nahrung da ist.

Das ist im Herbst. Da gibt es jede Menge zuckerhaltiger Früchte. Die Biologie hat uns Menschen hervorragend an die in unseren Breiten vorherrschenden Jahreszeiten angepasst. Es macht Sinn, in Zeiten des Überflusses dick zu werden, um dann ausreichend gespeicherte Energie zur Verfügung zu haben. Aufgrund der schon beschriebenen Ursachen wie guter Geschmack und Belohnung können wir nicht umhin, so viel wie nur irgendwie möglich von diesen Früchten zu essen. Und der Überschuss wird umgebaut und dann als Fett gespeichert. Dort, wo es am wenigsten stört, am Bauch. Auch Tiere fressen im Herbst mehr, einfach weil dann mehr da ist. Zuckerhaltige Früchte und vor allem auch stärkehaltige Samen, wie die Bucheckern und die Eicheln. Diese Samen werden von den Wildschweinen gerne gefressen, die dann entsprechende Fettreserven ansetzen. Das haben unsere Vorfahren beobachten können und danach getrachtet, die Tiere dann zu erlegen, wenn sie fett geworden waren.

Tiermast

Altbekannt ist die Möglichkeit, Tiere mit geeigneten Futtermitteln zu mästen, also schnell wachsen zu lassen und in weiterer Folge fett zu machen. Aus der Beobachtung hat man gelernt, wann die Wildtiere am fettesten waren. Der folgerichtig nächste Schritt war dann der, die Tiere selbst zu mästen. Was es braucht, um die Tiere fett werden zu lassen, hat man gewusst. Die notwendigen Samen haben sich auch gut sammeln und lagern lassen. Das Fettwerden wird auch bei vielen unserer heutigen Nutztiere gewünscht, weil wir lieber fette Schweine braten als ganz magere. **Fett enthält praktisch alle feinen Geschmacksstoffe.** Also wenn uns etwas schmeckt, dann schmeckt uns das Fett, das in der jeweiligen Speise enthalten ist. Der Geschmack sitzt im Fett, und zwar nur dort. Ein Schweinebraten, der ganz mager in die Röhre kommt, schmeckt fad und ist außerdem sehr trocken. Gut ist es, wenn man ein fettes Schwein in den Ofen schiebt, so zubereitet, bis es zart und wohlschmeckend und saftig ist, und dann erst, nach dem Servieren, den Fettrand abschneidet und ihn auf dem Teller liegen lässt. So kommt man in den vollen Genuss und kann trotzdem seine Figur in Grenzen halten. Verzeihen Sie diesen Vorgriff. Alle Tiere, die gemästet werden, bekommen hauptsächlich kohlenhydratreiches Futter. Hunde wurden in Zentralamerika schon in vorkolumbianischer Zeit mit Mais gemästet. Genau so wie bei uns heute das Geflügel. Die größten Tiere in der Geflügelgruppe, die Strauße, fressen normalerweise etwa zwei Kilogramm Gras pro Tag. Werden sie zusätzlich mit Mais gefüttert, wächst ihr Fett, aber nicht der Fleischanteil. Das teuerste und beste Rindfleisch stammt vom Kobe Rind und kommt aus Japan. Die Bauern füttern diese Tiere einzeln mit der Hand und geben ihnen reichlich Bier zu trinken. Diese Mast hat solche Rinder hervorgebracht, die dadurch ausgezeichnet sind, dass sie ihr Fett nicht nur im Unterhautbindegewebe speichern, sondern auch und vor allem zwischen den Muskelfasern.

Wildtiere werden nie dauerhaft dick, sie setzen bestenfalls einen Winterspeck an, den sie aber auch bitter nötig haben. Sie werden bestenfalls saisonal fett. Haustiere, egal welche, Hund, Katze oder Meerschwein, können aber ganzjährig schön fett werden. Meist neigt ihr Herrchen oder Frauerl durchaus auch zur Korpulenz.

Besonders hervorzuheben ist hier vor allem die Schweinemast. Sie hat eine sehr lange Geschichte. Vor etwa 9000 Jahren hat man an mehreren Orten, unabhängig voneinander, mit der Mast von Schweinen begonnen. Eine eher urtümliche Form der Mast finden wir heute noch beim iberischen Pata Negra – Schwein in Spanien, Portugal und Korsika. Es lebt halbwild, also frei in der Natur, und wird zusätzlich mit reifen Eicheln gemästet. Von ihm stammt der teuerste Schinken, den man haben kann. In Österreich-Ungarn war das Mangaliza-Schwein, das kraushaarige Fettschwein, sehr beliebt. Es konnte bis zu einem Gewicht von 420 Kilogramm gemästet werden und wurde im Durchschnitt mit etwa 260 Kilo geschlachtet. Mit 75 Prozent weißer Ware, das heißt Fett und Schmand.

Die schwersten Schweine mit mehr als 600 Kilo kommen aus Taiwan. Es gibt da ein Fest, bei dem diese Tiere ausgestellt werden, nachdem sie rituell geschlachtet wurden. Es heißt Hakka Yimin und wer das fetteste Schwein opfert, hat für ein Jahr den Segen der hungrigen Geister.

Wie macht man nun ein Schwein so fett? Die moderne Schweinemast dauert 18 Wochen und bringt die Tiere zu einem Schlachtgewicht von mehr als 100 Kilogramm. Dazu sind tägliche Gewichtszunahmen von 700 bis 800 Gramm notwendig. Die erzielt man durch intensive Fütterung, die genau dem Lebensabschnitt des Schweins angepasst wird. Schweine können ein Alter von 12 Jahren erreichen. Die Schweine in der Mast werden etwa ein halbes Jahr alt. Auf Menschenalter umgelegt mästet man also Kinder und Jugendliche und schlachtet Teenager. Das normale, natürliche Futter für Schweine ist Gras und Wurzelwerk. Nebenbei nehmen sie alles, was sie finden können, saisonal unterschiedlich. Sie fressen auch Aas, sofern sie welches finden. In der Mast ist das alles ganz anders. Die Tiere bekommen spezielle Futtermischungen, die für Fleischschweine und Fettschweine etwas unterschiedlich sind. Im Prinzip bekommen sie eine Kraftfuttermischung, die zwei Drittel Getreideschrot oder Kartoffeln und ein Drittel Eiweißfutter enthält. Diese Nahrung ist hauptsächlich auf Kohlenhydraten aufgebaut. Das Eiweißfutter kann aus Tiermehl, Fischmehl, Trockenhefe, Magermilch oder Soja bestehen. Jedenfalls ist diese Nahrung dem Schwein eigentlich völlig unbekannt. Und sie ist wesentlich energiereicher als alles, was das Tier im Normalfall zu sich nehmen kann. Zusätzlich wird alles klein geschnitten und sogar zu Brei verarbeitet, um dem Tier die Aufnahme zu erleichtern. Regelmäßige Fütterungszeiten kennen die Tiere normalerweise nicht.

Genauso unnatürlich ist die „ad libitum"-Fütterung, die die dauernde unbegrenzte Aufnahme energiereicher Nahrung ermöglicht. Saisonale Änderungen in der Zusammensetzung des Mastfutters gibt es kaum, alles, was benötigt wird, steht ganzjährig zur Verfügung. Die Haltung im Stall ist eine Art der Gefangenschaft. Die Masttiere bewegen sich in einem völlig künstlichen Umfeld. Das erlaubt ihnen so gut wie keine artgerechten Betätigungen. Dadurch können sich die Tiere wesentlich weniger bewegen als in freier Natur. Man befolgt die alte Weisheit: **„Ruhe und Rast ist die halbe Mast!"** Die Langeweile und Frustration in der Gefangenschaft kann zu Aggressionen bei den Tieren untereinander führen. Die Tiere sind ihrem Alter entsprechend knapp geschlechtsreif, können aber ihren Sexualtrieb in keiner Weise ausleben. Mastschweine können sich nicht wirklich wohlfühlen, weil sie ihrer artgerechten Lebensweise nicht nachgehen können. Werden die Schweine jetzt nicht geschlachtet, wachsen sie nicht mehr weiter. Sie werden nur mehr schwerer. Erst jetzt, am Ende der Jugendzeit, wird massiv Fett angesetzt. Die Fütterung unterscheidet sich nicht von der beschriebenen Mastfutter-Zusammensetzung. Jetzt aber muss das Tier keine Energie in sein Wachstum investieren. Die Muskulatur ist ausgewachsen. Jetzt kann alles, was zu viel ist, in die Fettreserven gesteckt werden. Wenn die Lebenszeit des Masttieres lang genug ist, sind die 420 Kilogramm bald erreicht. Und auch die 600 Kilogramm der taiwanesischen Schweine sind erreichbar.

KURZ ZUSAMMENGEFASST

Wir finden also folgende **Hauptmerkmale/Charakteristika der Tiermast:**

- **Kohlenhydratreiches Futter**
- **Nicht artgerechte Nahrungsmittel**
- **Keinerlei Kaureiz**
- **Unnatürliche Fütterungzeiten**
- **Künstliches Umfeld**

Kein Tier nimmt Nahrung zu sich, wenn es satt ist bzw. keinen Hunger hat. Nach der Kalorienanzahl im Kraftfutter müsste das Schwein mit einer kleineren Menge längst satt sein. Aber die Masttiere fressen weiter. Sie müssen viel essen weil sie darauf genetisch programmiert sind. Erst nach einer gewissen Menge ist ihr Magen voll.

Ihre natürliche Hauptnahrung sind kalorienarmes Gras und Wurzeln. Das Mastfutter ist den Tieren immer unbekannt. Die Kraftfuttermischung kennen sie nicht, deswegen müssen sie es als Gras oder Wurzeln einstufen. 70 Prozent ihrer Zeit verbringen Schweine mit Nahrungsaufnahme. Sie wühlen dabei durch das Erdreich und suchen nach Wurzeln. Diese sind nicht sehr energiereich. Sie fressen, weil sie das ja in der Natur auch längere Zeit machen würden.

Andere Schweine wollen auch zum Trog. Deswegen frisst das einzelne Schwein mehr.
Im Stall ist ihnen langweilig. Deswegen fressen sie längere Zeit. Im Stall ist keine artgerechte Bewegung möglich. Deswegen werden sie schneller fett. Jetzt sind die Masttiere satt und fett. Sie müssen ihr Futter nicht suchen. Sie müssen nicht einmal viel kauen. Sie sind gut gefüttert. Sie müssen kaum Bewegung machen. Es ist nicht kalt im Stall, es regnet nicht herein. Sie sind schon satt. Sie könnten jetzt längere Zeit ohne Nahrung auskommen.

Aber bei der nächsten Fütterung fressen sie wieder. Das ist die eigentliche Kernfrage:
Warum fressen diese Tiere weiter? Was bringt sie dazu? Warum lassen sie sich so leicht mästen? Klar, ihr Bewusstsein eröffnet ihnen ihr zukünftiges Schicksal nicht, aber wo liegt ihr Anreiz zum Weiterfressen? Man kann jetzt annehmen, dass die Tiere trotz der ausreichenden Futtermenge noch immer hungrig sind. Oder, dass ihnen das Futter so gut schmeckt, dass sie mehr davon haben wollen. Oder beides! Die Kohlenhydrate im Futter führen bei den Tieren zwangsläufig zur freiwilligen Beteiligung an der eigenen Mast!

Wie funktioniert die Mastwirkung der Kohlenhydrate?

Einfach gesagt: **Durch das Verzehren von Kohlenhydraten wird man hungrig!** Nicht gleich, aber sehr schnell wieder. Das ist das Grundprinzip jeder Mast! Wie geht denn das? Schauen wir einmal: Das Schwein ist in seiner Physiologie uns Menschen sehr ähnlich. Die biochemischen Vorgänge sind an sich bei allen Säugetieren weitgehend gleich. Deswegen ist es zulässig, Erkenntnisse der Biochemie, Physiologie und Medizin auf beide Spezies auszudehnen.

Kohlenhydrate bestehen aus Zuckermolekülen, und in eben diese werden die Vielfachzucker in Getreideschrot (Gerste, Hafer, Roggen, Weizen), Kartoffeln oder Mais im Rahmen der Verdauung gespalten. Es gelangt sehr viel Zucker in das Schweineblut. Es gibt auch beim Schwein wie beim Menschen die sogenannte postprandiale Hyperglykämie. Das ist der medizinische Fachausdruck, der besagt, dass sich nach einer Kohlenhydratmahlzeit zu viel Zucker im Blut befindet. Nun muss Insulin ausgeschüttet werden, um den Blutzucker wieder zu senken. Nebenbei bemerkt: Insulin vom Schwein wurde früher zuckerkranken Menschen gespritzt.

Dabei gibt es einen interessanten Effekt: Zum Schluss der Zuckerverdauung ist schon der normale Blutzuckerspiegel erreicht, aber immer noch wirksames Insulin vorhanden. So kommt es wieder zu einer zu starken Absenkung des Blutzuckerspiegels und der Organismus verlangt nach Nachschub. Das führt unweigerlich zu Hunger, auch beim Schwein. Diese körperliche Reaktion auf Kohlenhydrate haben wir gemeinsam. Und so hat das arme Schwein wieder Appetit und wird dicker und größer. Zu seinem Unglück. Tiere lassen sich mit Kohlenhydraten jeder Art mästen, weil die Zuckerüberflutung des Blutes nach der Verdauung immer wieder rückkoppelungsbedingt Hunger auslöst.

Es gibt noch einen zweiten Mast erzeugenden Effekt: Durch die Überflutung des Blutes mit körperfremden Zuckern wird die Glukoneogenese gehemmt. Es wird kein körpereigener Zucker mehr hergestellt, weil ohnehin schon genug Zucker vorhanden ist. So fällt ein wichtiger Stoffwechselweg zum Abbau von Fett weg. Es gibt somit keinen Anreiz, das Fett zu verbrauchen.

Wir können uns mit einer weiteren Annahme genauer befassen: Möglicherweise schmeckt auch den Schweinen Süßes. Das würde wie bei uns Menschen durchaus Sinn machen, weil Zucker unbestritten ein wertvolles Nahrungsmittel ist. Dass durch den Geschmack süß bei Tieren einiges zu bewerkstelligen ist, wissen wir von Dressurmaßnahmen bei Pferden und Hunden. Was tun diese Tiere nicht alles gegen ihre Natur, um noch ein Stückchen Würfelzucker zu ergattern! Die Schweine werden auch mit Zuckerrüben und Kartoffeln gemästet, und diese Nahrungsmittel werden immer zuerst gedämpft oder gekocht, um sie besser verdaulich zu machen. Durch das Dämpfen oder Kochen entstehen da auch schon kurze Mehrfachzucker und auch Einfachzucker, die einen süßen Geschmack des Futters hervorrufen können. So kann angenommen werden, dass auch das Schwein ein gutes Gefühl durchströmt, wenn es süße Sachen frisst. Das setzt beim Schwein die Glückshormone frei.

Auch Süßstoff hilft bei der Mästung, hiermit kann man den Appetit der Masttiere so richtig anheizen. Und so wird das Verlangen weiter gesteigert. Wichtig ist festzuhalten, dass das Fettwerden nicht im Wesen des Tieres begründet liegt, sonst wären alle wildlebenden Schweine dauernd dickleibig. Es liegt in der Art der Nahrung, die sie erhalten. Die führt sie in einen unentrinnbaren Teufelskreis aus Hunger und Verlangen.

Die Mastwirkung der Kohlenhydrate funktioniert nicht nur bei Schweinen. Früher einmal in Mittelamerika haben die Ureinwohner Hunde gemästet. Das dort damals verwendete Mastfutter war Mais. Ebenfalls ein Kohlenhydrat. Wie weiter oben erwähnt, setzen Sträuße bei Maisfütterung Fett an. Gänse werden mit Nudeln zur Fettleber gefüttert. Gibt man Rindern Kohlenhydrate, werden sie fett. Die Kohlenhydrate entfalten ihre Mastwirkung offensichtlich bei allen Lebewesen! Bis auf die heutigen Haustiere, wie manche Hunde und Katzen, wird kein Tier mit Fett gemästet.

Menschenmast

Völlig neu ist die Erkenntnis des Masteffektes der Kohlenhydrate auf uns Menschen. Verwunderlich ist es eigentlich nicht. Biologisch unterscheiden wir uns im Verdauungsmechanismus nur wenig von den angesprochenen Tieren. Schweine und Menschen sind in ihrer Physiologie sehr ähnlich. „Der/die frisst wie ein Schwein." Wie wahr. Beide sind wir Allesfresser. Die Verwandtschaft ist so eng, dass sogar Organe und Organteile von Schweinen den Menschen eingesetzt werden können.

Wir haben auch sonst einige Gemeinsamkeiten, aber die von vielen Menschen aus Vulgarien an andere herangetragene freundschaftliche Bezeichnung „Du Schwein!" ist eher für das edle Tier eine Beleidigung. Schweine sind wesentlich besser als ihr Schimpfwort-Ruf. Sie sind intelligente, soziale und saubere Tiere. Wenn man sie lässt, in freier Wildbahn. Die unwirtlichen Bedingungen in Gefangenschaft lassen sie im Leben so unappetitlich erscheinen, wie sie als Tote gar nicht mehr sind. Als Ferkel sind sie süß, als Spanferkel sind sie wunderbar. Als Braten sind sie sogar sehr appetitlich. Schweine können bis zu 600 Kilogramm wiegen. Wie schwer können Menschen werden? Manuel Uribe aus Mexiko brachte 560 Kilo auf die Waage. Damit war er der schwerste Mensch der Welt. Er ist nur einer von sehr vielen schweren Menschen. Viele Menschen stehen heute in der Mast. Den wenigsten ist das bewusst. Die Menschen wollen nicht gemästet werden.

Was braucht es, um einen Menschen zu mästen?

Unsere Erkenntnisse aus der Tiermast können hier angewendet werden:

- **Der Kohlenhydratanteil sollte mindestens 50 Prozent betragen.** Ernährungsempfehlung der WHO: 370 Gramm Kohlenhydrate pro Tag. Andere Ernährungsexperten empfehlen 63 Prozent Kohlenhydrate, das sind bei 2200 kcal pro Tag 1320 kcal in Form von Kohlenhydraten. Diese Empfehlungen erinnern stark an die Kraftfuttermischungen der Schweinemast.

- **Die Nahrungsmittel sollen einen guten Geschmack haben.** Was es ist, woraus es besteht, ist im Grunde egal. Sie sollten leicht zu beschaffen sein, also billig. Viele Dinge, die wir heute essen, waren bis vor Kurzem in unserm Umfeld noch gar nicht bekannt. Früher hat bei uns der Spruch gegolten: „Was der Bauer nicht kennt, isst er nicht!" Das hat sich gründlich geändert. Durch die Globalisierung können wir heute aussuchen, von welchem Erdteil die Sachen kommen, die wir gerade essen wollen. Es gibt keine jahreszeitliche Abwechslung mehr. Alles kann jederzeit und überall besorgt werden. Erdbeeren im Jänner? Kein Problem, nur der Preis ist eben höher. Und Trockenfutter wie Cornflakes und Chips ist schon definitionsgemäß immer gleich.

● **Es sollte so wenig wie möglich Kauarbeit verrichtet werden müssen.** Das Essen soll sich leicht essen lassen. Keine harten Sachen, keine zähen Bestandteile. Nur das Feinste, Weichste darf es heute sein. Kein nahrungsmittelspezifischer Kaureiz geht vom vorbereiteten Essen aus.

● **Die Nahrungsaufnahme soll zu regelmäßigen Zeiten eingenommen werden.** Jederzeit sollten ausreichend „Futtermittel" zur Verfügung stehen.

● **Ein künstliches Umfeld sorgt für Irritation und führt zu Langeweile und Frustration.** Durch Büroarbeit und ausgedehnten Fernsehkonsum so wenig artgerechte Bewegung und Betätigung wie möglich. Der natürliche Sexualtrieb wird weniger ausgelebt durch Arbeit und Stress.

Und diese Erkenntnisse der Tiermast werden angewendet, mit großem Erfolg, wie am Anfang des Buches beschrieben. **Die Menschenmast erzeugt Mastmenschen, mit all ihren Leiden.** Aus diesen Gründen sind es besonders die Dicken, die noch ungünstigere Bedingungen vorfinden. So ist leicht verständlich, dass sie meist schneller unglücklich und depressiv werden. Ein Trost dabei: Aus Selbstversuchen wissen wir, dass wir Menschen nicht mehr als etwa ein Drittel Kilogramm pro Tag zunehmen können. Wir können zwar wesentlich mehr Gewicht am Tag danach haben, nur das Meiste geht wieder weg, es bleibt nur ein Drittel Kilogramm echt an uns. Bei Schweinen ist das ein bisschen anders. Sie nehmen in etwa 100 Tagen 70 Kilogramm zu und haben damit ihr Schlachtgewicht von 110 Kilogramm erreicht. Und alle diese Tiere werden hauptsächlich mit Kohlenhydraten gemästet.

Warum aber sind diese ganzen Kohlenhydrate so beliebt? Einerseits sind sie billig, leicht zu beschaffen und zu lagern und sie sind gut mit Soßen und Ähnlichem zu würzen und somit geschmacklich attraktiv zu machen. Warum werden diese an sich gefährlichen Supertreibstoffe empfohlen? Die Ernährungsempfehlung im Biochemie-Lehrbuch lautet in etwa so wie von der WHO: 370 Gramm Kohlenhydrate pro Tag. Das entspricht der Menge von 102 Stücken Würfelzucker. Eine beachtliche Menge. Eine andere, ebenfalls anerkannte Ernährungsempfehlung lautet: 60 Prozent Kohlenhydrate. Bei etwa 4 kcal pro Gramm entspricht das einer Menge von 330 Gramm Zucker pro Tag. Das ist auch viel. Egal in welcher Form aufgenommen. Ernährungstechnisch ist das Unsinn. Wir sind nicht dazu gebaut, uns von einer so großen Menge von komplexen zusammengesetzten Kohlenhydraten zu ernähren. Zucker in dieser Form benötigt unser Stoffwechsel nicht. Diese Nahrungsmittelgruppe passt überhaupt nicht zu unserer genetischen Ausstattung. Das würden wir von Natur aus selbstverständlich auch nicht freiwillig tun. Wir werden systematisch dazu gebracht. **Einmal Kohlenhydrate, immer wieder Kohlenhydrate.** Die Zuckerüberschwemmung des Organismus macht uns glücklich, wenn auch nur kurz. Und gerade dieses kurze Glück wollen wir immer wieder haben. Obwohl es uns mehr schadet als nützt.

Warum?
Die Gründe für diesen Zustand

Sehr viele Menschen sind viel zu dick. Wir sind auf dem Wege dahin, dass mehr als die Hälfte aller Menschen zu dick werden. Wer hat Interesse an gemästeten Menschen? Wer tut so etwas? Zuerst denkt man an Kannibalen. Und die Hexe aus Hänsel und Gretel. Und vielleicht noch an sexuell Fehlorientierte. Aber bei genauerer Betrachtung tut sich eine lange Reihe von eher unüblichen Verdächtigen auf. Was oder wer kann nun hinter der kollektiven Fettleibigkeit stecken? Da ist doch nichts zu holen. Möchte man meinen auf den ersten Blick. In Wahrheit steckt in der Fettleibigkeit viel Geld, sehr viel Geld. Wie schon erwähnt, sind zwei Drittel der Amerikaner zu dick. Das führt zu Folgekosten in der Höhe von 225 Milliarden Dollar pro Jahr (2010).
Allein in den USA. Wem nutzt unser derzeit bedauernswerter Zustand?

Dicke brauchen mehr:
Dicke brauchen mehr Nahrung.
Dicke brauchen mehr Kleidung.
Dicke brauchen mehr Toilettenpapier.
Dicke brauchen mehr Medikamente.
Die Liste kann uneingeschränkt fortgesetzt werden.

Dick machen ist also auch eine Möglichkeit, Wachstum zu erzeugen. Ungeachtet des Leidens derer, die dick gemacht werden. Wem bringt das was, cui bono?
Wer profitiert, lässt sich ergründen: Folgen wir der Spur des Geldes:

Nahrungsmittelindustrie
Es nutzt der Nahrungsmittel produzierenden Industrie.

Es gibt etwas, das ein jeder kann: Essen kann jeder. Trinken auch. Und dann natürlich verdauen. Erst konsumieren, dann verdauen, und dann speichern, als Körperfett. Dazu ist keine Bildung nötig, auch keine aufwendige Ausrüstung.

Die Menschenmast ist ein heute sehr umsatzstarker Zweig der Lebensmittelindustrie.
Dicke brauchen wirklich wesentlich mehr. **Es braucht viel Nahrung, um dick zu werden und dick zu bleiben.** Wenn wir annehmen, dass die Hälfte der Leute dick ist, dann brauchen sie mehr Nahrung. Um etwa die Hälfte des Normalkonsums mehr. Wenn jetzt die Hälfte der Leute um die Hälfte mehr zu sich nehmen muss, um sich satt zu fühlen, steigert das den Umsatz um 25 Prozent!

Der Konsument ist der Wirtschaftsmotor. Dieser Motor braucht Treibstoff. Und als Treibstoff ist fast jeder ernährungswissenschaftlich gesehene „Müll" geeignet. Die Müllschlucker sind diejenigen Leute, die kritiklos all die modernen Errungenschaften der Nahrungsmittelchemie freiwillig und oft und gern zu sich nehmen. Besonders einfallsreich zeigt man sich auf dem Gebiet des Knabbergebäcks. Chips, Nachos, Erdnusslocken, Popcorn, Wraps und andere Fantasieprodukte sind echte Massenverfettungsmittel. Die Frühstücks-Cerealien sind schon in der Herstellung dem Schweinemastfutter sehr ähnlich, werden dann aber getrocknet, um länger haltbar zu sein. Eben alles was Junk-food ist kommt in den Müllschlucker Konsument.
Vom Müllschlucker zum Massenspeicher, eine abendländische Karriere.

Dieser Konsument ist oft wirklich ein armer Schlucker. Die Wirtschaftsleistung sinkt, die Krise ist da. Der Konsum geht zurück. Auch in Krisenzeiten gibt es Bedarf. Auf jeden Fall findet der sogenannte autonome Konsum statt. Der autonome Konsum ist jener Konsum, der stattfinden muss, auch wenn es gar kein Einkommen gibt. Das soll heißen, dass gegessen und getrunken werden muss, egal, ob dafür Geld da ist oder nicht. Hier muss in vielen Fällen der Sozialstaat aushelfen. Aber gekauft müssen die Lebensmittel werden, egal von wessen Geld. Und nun geht es darum, diesen Verbrauch zu steigern, und das geht nur über die Mast. Die Fressmaschine Konsument läuft dann auf Hochtouren.

Wer verdient daran?

Die ehrlichen, kleinen, biologisch arbeitenden Bauern haben nur einen kleinen Anteil an dem Geschäft, sie verdienen heute so wenig wie noch nie zuvor. Die kleinen Viehzuchtbetriebe haben auch schon mehr erwirtschaftet, viele pfeifen finanziell aus dem letzten Loch. Bleibt die Lebensmittelindustrie übrig. Die Schwellen für den Markteintritt werden immer höher gelegt. Viele Vorschriften sind nur mehr von der Industrie zu schaffen, vordergründig sinnvolle Hygieneregeln erschweren den Mitbewerbern das Aufkommen. Die Lebensmittelindustrie hat dort Einfluss genommen, wo sie Einfluss nehmen kann: auf die Zusammensetzung der Nahrungsmittel. Damit hat sie den Konsum gesteigert. Indem sie den einzelnen Konsumenten zu mehr Konsum gebracht hat. So hat sie ihre Umsatzzuwächse erzielt.

Zusätzlich kann man gute Umsätze mit Light-Produkten erzielen. Diese Erzeugnisse sollen angeblich die Gewichtsabnahme erleichtern. Beide Produktgruppen, die Lebensmittel, die fett machen und diejenigen, die schlank machen, werden von den gleichen Produzenten erzeugt. Kraft - Parmalat - Masterfood - Heinz - Nestle - und viele andere.

„Erst kommt das Fressen, dann kommt die Moral" gilt für die Lebensmittelkonzerne ganz besonders. Lebensmittelkonzerne sind so gesehen Menschenmäster großen Stils, die Umsätze sind gigantisch. Die Vertreiber und Hersteller von Fast-Food nehmen ebenfalls eine prominente Rolle in der Mästergesellschaft ein. McDonald´s, Burger King und andere große Ketten haben sich um die Körperfülle der Bevölkerung wirklich sehr verdient gemacht.

Pizzadienste, Betreiber von unterschiedlichsten Zustellküchen, die beispielsweise mexikanisches, chinesisches oder auch österreichisches Essen an die Konsumenten liefern, die sogar zu faul geworden sind, ins Gasthaus zu gehen, haben auch ihren Anteil am großen Geschäft.

Der Wirt um die Ecke ist auch ein Mäster, aber eben nur im Kleinformat. Auch für ihn gilt: Dicke müssen ihre Figur halten. Das gelingt nur mit andauerndem Mehrkonsum. Als Mastsklaven werden wir leider immer dicker.

Sehr viel lässt sich mit dem Handel mit Lebensmitteln verdienen. Mehr als mit der Produktion. Einer der großen Nutznießer der Fettmisere ist der Lebensmittelhandel. Nett ist auch, dass der Handel ebenfalls Dickmacher und Schlankmacher verkauft. Besonders gut läuft das Geschäft mit den Produkten, die wieder eine schlanke Figur versprechen. So macht der Jo-Jo-Effekt der Abnehmer wirklich Sinn.

Bekleidungsindustrie

Alles muss für Dicke größer sein. Die Bekleidung dicker Menschen erfordert unzweifelhaft mehr Stoff. Einerseits soll es bequemer sein, und andererseits soll die Kleidung möglichst viel von den Fettpölsterchen verbergen. Und an bestimmten Stellen nutzt sich die Kleidung wesentlich schneller ab, wie zwischen den oberen Partien der Oberschenkel. Da scheuert es bei jedem Schritt im Schritt. Das Schuhwerk nutzt sich genau so wie das Knie- und Hüftgelenk schneller ab. Diese Industrie hat also nicht nur die Mode, die immer neue Errungenschaften der Designer notwendig zum Glück erscheinen lässt. Sie hat auch die Mast, die ihr ein willkommenes Umsatzplus beschert.

Medizin

Der Großteil der 225 Milliarden Dollar Mehrkosten für Dicke in den USA, etwa 147 Milliarden, geht auf das Konto der zusätzlich notwendigen medizinischen Versorgung. Metabolisches Syndrom, Bluthochdruck, Diabetes, Herzinfarkt, Hirnschlag, Gelenkschäden, Hautirritationen, die Liste der fettverursachten Erkrankungen ist lang. Aber die Industrie muss für diese Kosten nicht aufkommen. Sie werden von der Allgemeinheit, von der Versichertengemeinschaft getragen. Andererseits brauchen auch Mediziner Arbeit. Und die grassierende Fettleibigkeit macht erwiesenermaßen viel Arbeit.

Auch die pharmazeutische Industrie hat eine Freude mit den Dicken. Im Rahmen der Arzneimitteldosierung gilt immer: Milligramm pro Kilogramm Körpergewicht. Das heißt nichts anderes als mehr Medikament für mehr Gewicht. Sonst wirkt es nicht, weil nur eine zu geringe Konzentration des Wirkstoffes erreicht wird. Und natürlich werden auch Medikamente zur Gewichtsreduktion angeboten. Hormonpräparate werden zur Stoffwechselumstellung verwendet. Und für die armen Fehlernährten gibt es haufenweise Nahrungsergänzungsmittel. Keine Magenbandoperationen ohne Fettleibigkeit. Und das Fettabsaugen hätte auch keine

Abnehmer. Auch meine Berufsgruppe, die Zahnärzte, hat etwas von dieser Zuckerfütterung. Die Zähne werden fauler als sie es in der heutigen Hygienesituation sein müssten. Karies ist eine prinzipiell vermeidbare Erkrankung. **„Support your dentist, eat more sugar!“** („Unterstützen Sie Ihren Zahnarzt, essen Sie mehr Zucker!“) heißt es in Amerika. Für den Zahnarzt ist es besser, wenn Vielfachzucker konsumiert werden, weil diese viel besser am Zahn kleben bleiben als die süßen Einfach- und Zweifachzucker. Die werden leichter vom Speichel weggespült und richten so weniger Schaden an. Mit den derzeit verwendeten Nahrungsmitteln wird die notwendige Zahnpflege zeitlich derart aufwendig und kompliziert, dass sie nicht von allen Menschen zufriedenstellend ausgeführt werden kann. So kommt es eben unvermeidlich zu mehr Karies. Und was bliebe schon viel zu tun für Zahnärzte ohne Karies? Die Kinder mit Zahnfehlstellungen müssten reguliert werden, und damit wäre die Arbeit getan. Eigentlich eine schöne Vorstellung. Für die Patienten.

Sport

Der Sport ist im Allgemeinen eine schöne Sache. Solange er freiwillig ausgeübt wird und Spaß macht. Solange er nicht gemacht werden muss. Heute bekommen wir nicht unbedingt gerne Sport betreibenden Dickeren immer wieder vorgeworfen, wir wären deswegen dick, weil wir zu wenig Sport machen würden. Das trifft jeden Dicken tief in der Seele. Man hätte die Möglichkeit, schlank zu werden und zu bleiben, nützt sie aber nicht. Zu faul, zu bequem. Dick macht träge und langsam. Man muss vorsichtig sein, wenn man seine große Masse verletzungsfrei bewegen will. So werden Dicke unsicher.

Angeblich reichen zwanzig Minuten Sport, um den Körper schlank zu machen und schlank zu halten. Das ist einfach völlig unrealistisch im Lichte der Erkenntnisse zu der Mast durch die Kohlenhydrate. So viel Sport machen wie man durch den Superkraftstoff Kohlenhydrate tankt, kann nur ein Hochleistungsspitzensportler. Anders der Hobbykalorienverbrauchssportler. Wenn ein solcher immer weiter Kohlenhydrate zu sich nimmt, dann erreicht er nie seine Traumfigur. So wird für uns normale Menschen der Sport zum Zweck des Abnehmens immer mehr zur Qual. Es wird viel Aufwand betrieben, um wieder weniger fett zu werden.

Nachdem man selbst alles tut, um abzunehmen, und sich nie ein dauerhafter Erfolg einstellt, kann dem Vernehmen nach nur mehr die Ausrüstung schuld sein. Also schnell her mit einer besseren und neueren! Oder wir machen etwas grundfalsch. Der „Personal Trainer“ wird es uns zeigen, wir werden es richtig machen. Braucht halt mehr Zeit, und auch mehr Geld. Wir Dicke werden vom Sport als abschreckende Beispiele gebraucht. So unter dem Motto: „Seht Euch den an, der tut nichts.“ Wir sind die Quelle vieler schlechter Gewissen. So werden unzählige Abnehmwillige in Fitnesscenter getrieben. Und der bittere Schweiß füllt die Kassen.

Film, Fernsehen, Computerspiele und Internet

Dicke Menschen neigen eher zur Bequemlichkeit, wie wir schon wissen. In der Resignationsphase, die der sportlichen Überaktivität folgt, ziehen sich Dicke mehr zurück, in die eigenen vier Wände. Da hat man sich nicht dauernd mit den Blicken der anderen auseinanderzusetzen, man ist ungestört. Man muss nicht nett sein, wenn man nicht will, und man muss nicht dauernd seinen Bauch einziehen. Man kann seinen weiten Freizeitanzug tragen, und nun? Ja, es ist allein schon wesentlich langweiliger als in Gesellschaft, aber die will man jetzt eben gerade nicht.

Also schauen wir einmal nach, was es so heute im Fernsehen gibt. Zeit hat man ja. Das Fernsehen braucht Seher. Möglichst kritiklose, die sich alles ansehen, auch wenn es ihnen nicht wirklich gefällt. Das müssen träge Menschen sein, andere würden wenigstens umschalten. Oder ausgehen, andere Leute treffen, Sport machen. Aber das hatten wir ja schon. Sonst wäre keiner vor dem Fernsehapparat. Und wenn das Programm zu unerträglich wird, bleibt noch die DVD-Sammlung. Diese Filme kennt man zwar schon, aber sie sind wenigstens gut. Kann man ruhig noch einmal anschauen. Im Fernsehen wird ja auch immer wiederholt, da auch die weniger guten Sachen.

Genug geschaut, jetzt ist Aktivität gefragt. Der neue Ego-Shooter, das Action-Computerspiel, nimmt einen in Beschlag. Mehrere Stunden kann man da schon spielen, bis es einem reicht. Und wenn das auch nicht mehr gefällt, bleibt noch das Internet. Hier kann man so sein, wie man will. Niemand kann einen sehen, wenn die Kamera nicht angeschlossen ist. Solange einen keiner sehen kann, ist der Fantasie des anderen keine Grenze gesetzt. Hier chattet man als „Ende zwanzig, ungebunden, gute Figur“. Anderswo kann man wenigstens als Avatar mitmachen und so sein, wie man gerne sein möchte. Und aus dem Gefängnis des eigenen unzureichenden Körpers ausbrechen.

Politik

„Lasst dicke Männer um mich sein!“
Julius Caesar

Warum? Die sind weniger gefährlich. Dicke haben ihr Selbstvertrauen verloren.
Weil sie nicht einmal sich selbst beherrschen können. Sie sind nicht Herr im eigenen Haus, sie können ihrem Körper nicht Einhalt gebieten. Sie müssen anderen vertrauen und auch folgen. Also sind Dicke politisch erwünscht. Sie sind die besseren Untertanen. Lassen sich leichter lenken und zufriedenstellen. Ruhe ist die erste Bürgerpflicht. Und dieses Gebot befolgen Dicke viel leichter als andere. Die Sesshaftigkeit hat den Menschen selbst domestiziert. Domestizierte Menschen sind eher abhängig. Sie bilden in ihrer Gesamtheit eine leicht lenkbare Masse. Sie sind leichter

zu führen, leichter zu beeinflussen. Sie sind auch leichter zu ängstigen. Weil sie was zu verlieren haben. Ihren Bauch. Hungernde haben nicht einmal den. Das alte römische Konzept „Brot und Spiele" hat sich bewährt. Brot ist ein Kohlenhydrat. Vielleicht ist das alte Rom dadurch dekadent geworden, wer weiß. Das Erfolgskonzept ist auch heute noch zu finden. Ganz in der Nähe. Ums Eck. Hier.

Es gibt keinen Aufstand im Schweinestall, keine Revolution im Mastbetrieb. Wir alle leben in friedlichen sozialen Bedingungen. Wir sind politisch korrekt, sagen nie etwas Unpassendes. Die Einzigen, die diskriminiert werden, sind wir selbst. Die meisten Mitmenschen leben in Abhängigkeitsverhältnissen. Unternehmer sind nur drei Prozent der Bevölkerung. Die meisten sind also Untertanen geblieben, nur die Herrschaft hat gewechselt. Die anderen sind Arbeitnehmer. Sie haben genug zu essen. Und sie werden dick davon.

„Unser tägliches Brot gib uns heute." Und morgen. Wir brauchen es morgen auch. Und wo bleibt dann unser tägliches Obst? Oder gar das tägliche Fleisch? Im Laufe der Geschichte hat sich die Zusammensetzung der Nahrung der breiten Masse der Gesellschaft erheblich gewandelt. Waren in früheren Zeiten Getreideprodukte und Rüben an vorderster Stelle, kamen mit der Entdeckung Amerikas auch die Kartoffel und der Mais auf die Tische. So konnten endlich auch die sozial schwachen Schichten dick werden.

Erst waren es der Adel und der Klerus, die ausreichend Hochkalorisches zur Verfügung hatten. In diesen Schichten ging die Gewichtszunahme auf das Konto der Fette. Es gab – nicht nur bei Belagerungen – die Aussage: „Wir werden noch fetter scheißen als ihr essen könnt!" Von damals ist auch überliefert, wie viel in Zeiten der Not, eben bei Belagerungen, als Ration vorgesehen war: Die Edeldame hatte sich beispielsweise mit vier Litern Wein zufriedenzugeben, dem Gemahl standen sieben Liter zu. Und für die Untertanen hat es Brot gegeben. Die Untertanen sind bis heute dieselben geblieben. Nur gibt es schon so viel Brot, dass niemand mehr darum zu beten braucht, die Kirchen sind leer, die Mägen sind voll. Heute sehen wir, dass die Menschen umso dicker sind, je niederer die Gesellschaftsschicht ist, der sie angehören.

Betrachten wir einmal eine moderne Großstadt. Was finden wir? Restaurants, Fast-Food, Bistros, Delikatessenläden, Kioske mit Nahrungsmitteln allerorten. In der Natur gibt es keine Donuts, Hamburger, Pommes oder Cornflakes. Jede Menge herrliche Fruchtsäfte, Softgetränke, Limonaden, Cola, Fanta, Sprites. Bier, Wein, Grappa, Whisky, Tequila, Pina Colada. Alles mundgerecht, gut muss es schmecken, schnell soll es gehen. Sehr viele Menschen leben auf engem Raum zusammen. Ausreichende Bewegung ist nicht notwendig oder auch oft nicht möglich. Und wenn, dann im Fitnessstudio. Jederzeit kann gegessen werden, Imbisse sind überall erhältlich. Und zu den Hauptmahlzeiten ist alles voll, erst die Lokale, dann gleich bald auch die Gäste. Und wenig Grünflächen, nur ausgewählte Tiere, Hunde, Katzen, Mücken. New York, Wien, Tokyo, London, Hamburg, ... Hier überall begegnen sie uns wieder, die Charakteristika der Mast.

CHARAKTERISTIKA DER MAST

- **Kohlenhydratreiches Futter**
- **Nicht artgerechte Nahrungsmittel**
- **Keinerlei Kaureiz**
- **Unnatürliche Fütterungzeiten**
- **Künstliches Umfeld**

Das ist eine Menschenfütterungsanlage, die Stadt als Menschenmastbetrieb. Eine solche Zentralisierung kann als Zuchtbetrieb für abhängige Menschen betrachtet werden. Und die Städte werden weiterwachsen, der Trend zu Megacitys ist ungebrochen.

Abnehmhilfsmittel

Es gibt ein reiches Sortiment an Dingen und Vorrichtungen, die beim Abnehmen hilfreich sein sollen. Diese Mittel haben keine echte Wirksamkeit. Es gibt sehr skurrile Sachen dabei, wie zum Beispiel die Abnehmseife. Sie soll das Fett praktisch wegwaschen. Eine Wunschvorstellung ohne wissenschaftlichen Hintergrund. Dann gibt es noch Schuheinlagen, die Akupressurpunkte zum Abnehmen anregen. Und Schlankheitspflaster. Saunagürtel sollen helfen, gezielt an den Problemzonen abzunehmen. Ganze Schlankheitsinstitute arbeiten an der Fettverringerung. Mit eher bescheidenen Erfolgen für die Abnehmwilligen. Es wäre ja auch geschäftlich gesehen unvernünftig, die Leute wirklich dünn zu machen, weil sie dann keinen Grund mehr hätten, wiederzukommen.

Warum lassen sich die Menschen mästen?

Warum essen fette Menschen weiter? Sogar wenn einer weiß, dass er schon zu fett ist, greift er weiter zu. Trotz erwiesener Gefahr, die bei weiterem Essen droht. Besonders eindrucksvoll zeigt das das Märchen „Hänsel und Gretel" der Gebrüder Grimm.
Kurze Inhaltsangabe: Die beiden Kinder verirren sich im Wald, weil sie von der bösen Stiefmutter quasi ausgesetzt werden und finden ein essbares Hexenhaus mit Hexe. Die Hexe fängt die Kinder und beginnt Hänsel mit Lebkuchen und anderen Süßigkeiten zu mästen. Der eingesperrte Hänsel isst immer weiter, er verheimlicht aber den Erfolg der Mast mit Lebkuchen durch Täuschung der Hexe mittels eines Hühnerknochens. Zuletzt stößt Gretel die Hexe in den für Hänsel vorbereiteten Ofen. So weit, so märchenhaft. Aber was treibt den Hänsel dazu, immer weiter zu essen, wo er, um seinem Schicksal zu entgehen, eigentlich nur in Hungerstreik treten müsste?

Hier drängt sich der Vergleich zum Mastvieh direkt auf. Weiters sind solche Vergleiche durchaus angebracht, wenn man an Menschen denkt, die wissen, dass ihnen das viele Essen Schaden zufügt und trotz dieses Wissens weiter so viel essen wie vorher. Ich erinnere mich da an Onkel A., einen lieben alten Freund unserer Familie, der immer unter den Folgen seines Übergewichtes gelitten hat, aber trotzdem nie aufhören konnte, weiter große Mengen zu konsumieren. Weil der, den es betrifft, einfach nicht anders kann! Er ist gefangen in einem Teufelskreis aus Hunger und Verlangen.

Wir kennen die Mechanismen bereits, die unseren Körper zur unnotwendigen Mehraufnahme an Nahrung zwingen. Es gibt ein einfaches Gesetz, das den Gewichtsvorrat im Körper regelt:
Wird mehr gegessen als verbraucht, wird man schwerer, verbraucht man mehr als zugeführt wird, nimmt man ab. Wenn wir zu dick sind, ist irgendetwas in der Bilanz falsch: entweder zu viel hinein oder zu wenig hinaus.

Nun werden wir ergründen, warum unser Körper diese Bilanzfälschungen immer wieder vornimmt. Viele Dicke essen (öffentlich) weniger als die Normalgewichtigen Scherzhaft könnte man sagen, Dicke essen entweder heimlich oder unheimlich. Objektiv gesehen müssen sie mehr essen, weil sonst ihre Körperfülle nicht zustande kommen könnte. Aber da ist ein sehr wichtiges Detail zu beachten: Diesen Menschen kommt das, was sie essen, wenig vor. Sie sind also nach dem Essen wieder schnell hungrig oder sie erleben ihre Nahrungsaufnahme als unzureichend, als unbefriedigend. Dick werden ist ein komplexer Vorgang. Eine simple Ursache reicht hier nicht. Es ist ein multikausaler Vorgang, es sind viele Gründe im Spiel. Die meisten dieser Gründe sind uns leider nicht bewusst. Die wahren Gründe liegen tiefer, werden uns nicht so leicht klar. Besonders enttäuschend ist es, wenn man von sich glaubt, sich richtig zu ernähren und trotzdem immer dicker wird. Das passiert leider sehr vielen und man versteht dann sich und die Welt eigentlich nicht mehr.

Das echte Verlangen nach Nahrung – der echte, ursprüngliche Hunger wird durch ein Fehlen von verwertbaren Energieträgern hervorgerufen. Wenn wir ein Verlangen nach Nahrung spüren, welches nicht durch Energiemangel hervorgerufen wird, muss es zu einer Gewichtszunahme kommen. Damit wir besser verstehen, was uns dazu bringt, zusätzliche Nahrung aufzunehmen, werden wir diese Beweggründe genauer betrachten.

Beweggründe für unser Bilanzproblem

Wieso wollen wir mehr essen? Warum lassen wir uns mästen? Wir setzen nun die Merkmale einer Mast den Gründen für unsere Mehraufnahme an Nahrung gegenüber und bemerken erstaunliche Übereinstimmungen:

- **Kohlenhydratreiche Nahrung**
  Wir sind schon wieder hungrig, weil die Kohlenhydrate einen Masteffekt haben.

- **Nicht artgerechte Nahrungsmittel**
  Wir sind nicht satt, weil wir unbekannte Nahrungsmittel aufnehmen und dadurch das Sattgefühl falsch programmiert ist.

- **Keinerlei Kaureiz**
  Wir sind nicht satt, weil zu wenig gekaut wurde.

- **Unnatürliche Essenszeiten**
  Wir wollen schon wieder essen, weil wir es so gewohnt sind.

- **Künstliches Umfeld**
  Wir essen schon wieder, weil essen glücklich macht und so ein Abhängigkeitssyndrom entsteht.

Kohlenhydratreiche Nahrung

Wir sind schon wieder hungrig, weil die Kohlenhydrate einen Masteffekt haben. Wir essen, weil wir Hunger verspüren, aber es besteht objektiv gar kein Mangel. Das geschieht durch den Masteffekt der Kohlenhydrate. Das ist nun einer der wichtigsten Schlüssel zur ungewollten Fettleibigkeit. Weil dieser Effekt so wichtig ist, wird er genau detailliert dargestellt. Wenn wir etwas Süßes essen, bewirkt schon der Geschmack „süß“ eine Ausschüttung von Insulin. Der Körper bereitet sich also auf den kommenden Zucker vor, damit der Blutzucker nicht zu sehr ansteigt. Wenn der Zucker im Blut ist, kommt es zu einer Ausschüttung vom Glückshormon

Serotonin, weil Zucker ein sehr wertvolles Nahrungsmittel ist. Durch das gut abgestimmte zeitliche Zusammenspiel geht der Zucker im Blut wieder auf sein normales Ausgangsniveau zurück. Auch hier gilt der Satz von Paracelsus: „Dosis facit venenum" (lateinisch für: Die Menge macht das Gift). Auch bei Zucker ist es so - erst die große Menge macht ihn ungesund.

Wenn wir Kohlenhydrate zu uns nehmen, passiert etwas anderes. Der Kohlenhydratgehalt eines Nahrungsmittels ist eigentlich der Zuckergehalt dieses Nahrungsmittels. Diese Kohlenhydrate sind Vielfachzucker. Die Vielfachzucker schmecken nicht süß. Und diese Vielfachzucker werden durch die Enzyme im Darm in Einfachzucker gespalten. Diese Einfachzucker werden ins Blut aufgenommen. **Der Zucker kommt als Überraschung!** Sehr viel Zucker ist auf einmal ohne Vorwarnung oder Freude durch den Geschmack im Blut. Der Körper reagiert mit einer starken Insulinausschüttung. Und es kommt immer weiter Zucker ins Blut. Das ist die postprandiale Hyperglykämie, das Zuviel an Zucker im Blut nach Mahlzeiten. Nach stark kohlenhydrathaltigen Mahlzeiten. Die Insulinausschüttung muss immer wieder erfolgen, weil das Insulin nur einige Minuten lang wirkt. Es wird also Insulin so lange ausgeschüttet, bis alle Einzelzuckermoleküle aus den Kohlenhydraten aufgenommen worden sind. Und das sind sehr viele. Süße Früchte haben einen Kohlenhydratanteil von höchstens 15 Prozent. Die Stärke im Getreide und in der Kartoffel hat einen Kohlenhydratanteil von 100 Prozent! Das ist bei gleicher Menge an Ausgangsnahrungsmittel das Sechsfache an Zuckermenge! Jetzt hat die Bauchspeicheldrüse als Insulinproduzentin viel zu tun. Und so kommt es dann gegen Ende der Kohlenhydratverdauung dazu, dass noch Insulin wirksam ist, der Blutzuckerspiegel aber schon im Normbereich angekommen ist. So kommt es zu einem Absinken des Blutzuckers. Und das führt zu einem Hungergefühl. Der Zuckerspiegelabfall nach der Verdauung hat zur Folge, dass schon wieder Hunger auf etwas Süßes aufkommt! Es ist schon lange genügend Zucker da, aber das damit verbundene, dazugehörende Geschmackserlebnis fehlt!

Weil da ja etwas Süßes gewesen sein muss, wenn so viel Zucker im Blut war. Für diesen Zucker im Blut haben wir ja auch die Menge an Glückshormon bekommen. Der Körper muss das alte Signal befolgen: Das ist gut, gib mir mehr davon! So entsteht ein Teufelskreis. Wir haben genug Zucker aufgenommen, erhalten aber trotzdem die Information Hunger! Die menschliche Entwicklungsgeschichte hat so etwas nicht vorgesehen. Der Körper ist verwirrt und irritiert. Viel Zucker und kein süßer Geschmack, viel Energie gespeichert und trotzdem hungrig. Unser Körper weiß nicht, was er mit diesen vielen Kohlenhydraten anfangen soll. Ja, er muss sie verdauen, nötigenfalls zu Fett umbauen und einlagern. **Wir werden von den unerkennbaren Zuckern in den Kohlenhydraten fett.**

Wenn wir ausreichend Zucker in irgendeiner Form zu uns nehmen, kommt es zu einem Stillstand der körpereigenen Zuckerproduktion. Wir können unseren Zucker, den wir zur Ernährung des Gehirnes und der roten Blutkörperchen brauchen, selbst herstellen, im Rahmen der Glukoneogenese. Befindet sich genug Zucker im Blut, besteht keine Notwendigkeit, eigenen Zucker zu erzeugen. Die Produktion von Glukose in der Leber würde viel Energie verbrauchen, die können wir jetzt sparen. Und speichern. In Form von Körperfett.

Fett ist der Energiespeicher unseres Körpers, weil es auf kleinstem Raum die meiste Energie enthält. Würden wir die gleiche Energiemenge statt in Form von Fett als Proteine oder Kohlenhydrate speichern müssen, wären wir doppelt so dick. So gesehen macht uns Fett also noch ganz ansehnlich, vor allem wenn man bedenkt, dass die beliebten weiblichen Rundungen auch durch Fettgewebe geformt sind. Auch heute ist die fülligere Frau in vielen Teilen der Welt das Idealbild, nur bei uns scheint das derzeit nicht so zu sein.

Nicht artgerechte Nahrungsmittel

Unsere Nahrung besteht aus drei verwertbaren Hauptbestandteilen: Eiweiß, Fett und Kohlenhydraten. Eiweiß oder Protein ist enthalten in Eiern, Fleisch, Fisch, Milch und Käse. Unser Körper braucht Eiweiß zur Aufrechterhaltung seiner selbst, zur Versorgung und zur Wundheilung. Fett kennt jeder, Fett erkennt auch jeder. Fett ist bei allen Organismen ein Energiespeicher. Deswegen findet sich Fett in Samen wie Nüssen und Sonnenblumenkernen. Und in Eiern und Beutetieren. Und das Fett ist der Träger des Geschmackes. Fett hat noch eine sehr angenehme Eigenschaft: Das Fett macht uns satt, nach fettreichen Mahlzeiten kommt der Hunger erst viel später wieder als bei anderen Nahrungsbestandteilen. Die Kohlenhydrate sind Kraftnahrung für den Organismus. Dafür spricht der hohe Kohlenhydratgehalt von Milch, die eigentlich immer Muttermilch ist, eben für die Kälber. Kohlenhydrate finden wir in Früchten und Samen sowie in geringer Menge im Muskelfleisch.

Unsere Vorfahren als Jäger und Sammler haben wohl alles genommen, was ihnen essbar erschienen ist. Am leichtesten zu ergattern waren pflanzliche Nahrungsmittel, weil sie naturgemäß nicht fliehen konnten. Die meisten Pflanzenbestandteile sind energietechnisch eher minderwertig. Bis auf Früchte und Samen. Die gibt es aber nicht immer. Diese Nahrungsmittel sind einem jahreszeitlichen Wandel unterworfen. Beutetiere hat es auch nicht immer gegeben. Das Jagdglück war wechselhaft. So konnte der Urmensch wenig falsch machen bei seiner Ernährung. Er musste nur immer so viel wie möglich essen. Erstens hat er wegen der hohen körperlichen Belastung ohne Autos und öffentliche Verkehrsmittel mehr verbraucht. Und zweitens war eigentlich alles, was er finden konnte, ungefährlich für seine Figur. Süße Nahrung war selten und die kalorienreichen Speicherorgane der Pflanzen wie Rüben oder Knollen waren nur jahreszeitlich begrenzt zu haben. Nur eben im Herbst, wenn die Früchte und Samen zu haben waren, fanden sich mehr Kalorien in der Nahrung. Dann ist unser Urahn eben etwas fetter geworden. Das hat nichts gemacht, weil ja der Winter gekommen ist, mit wenig zum Beißen. Und obendrein galt damals ja dick als schön. Für Damen ideal: Miss Venus von Willendorf. (Diese Figur ist nicht die einzige ihrer Art. Es gibt aus der Steinzeit viele solcher Ideal-Darstellungen dicker Frauen.) Keine Barbie-Vorbilder, keine dürren Models. Und dann im Frühling waren alle wieder dünn, ganz von allein. Der frühe Mensch musste einfach so lange essen, bis er satt war. Genau das wollen wir heute auch tun. Wir wollen essen, bis wir satt sind. Und das tun wir auch. Mit der Folge, dass mehr als die Hälfte von uns gefährlich dick geworden ist. Wir Menschen haben uns in Bauart und Funktionsweise seit der Urmenschenzeit kaum verändert. Aber die

Nahrungsmittel sind ganz andere geworden.

Damals stand den Menschen eine überschaubare Menge an **Nahrungsmittelgruppen** zur Verfügung. Welche waren das eigentlich?
**Fleisch - Fisch - Eier - Pflanzen, ganz und ihre Teile,
wie Gräser, Wurzeln, Blätter, Früchte und Samen.**

Im Wesentlichen stehen uns alle diese **Nahrungsmitteltypen** auch **heute** zur Verfügung. Wir haben sie nur „verbessert", in Geschmack, Ertrag, Aussehen. Manche sind nicht mehr wiederzuerkennen. Und es sind völlig neue Nahrungsmittel dazu gekommen:

Nudeln - Speiseeis - Butter - Knabberzeug - Pizza - Leberkäse - Mehlspeisen - Schnitten - Leberknödel - Marmorkuchen - Brot - Marmeladen/Konfitüren - Cerealien - Würste - Corned Beef - Tortilla Chips - Griesnockerln - Müsli - Knackwurst - Baguette - Semmelknödel - Schokocookies - Braunschweiger - Käsekrainer - Bergbauernbrot und so weiter.

Diese Nahrungsmittel sind wirklich gut und wohlschmeckend. Und es gibt genug davon. „Variatio delectat" (lateinisch für Abwechslung macht Freude), wir freuen uns an der Abwechslung unseres Speiseplanes. Aber heute sind die uns zur Verfügung stehenden Nahrungsmittel wesentlich energiereicher. Ein Großteil unserer heutigen Nahrungsmittel ist unserem Urmenschenkörper unbekannt. **Der Körper erkennt den Energiegehalt der modernen Nahrungsmittel nicht.** Wir machen mit den neuen Nahrungsmitteln nichts anderes als der Urmensch, wir essen davon, bis wir satt sind.

Wann sind wir nun satt?

Warum wir wirklich das Gefühl **„SATT"** haben, ist noch nicht vollständig erforscht. Es gibt viele Theorien, wann wir satt sind. Definitionsgemäß ist satt sein der Zustand, bei welchem kein Hungergefühl spürbar ist. Hunger und Durst zeigen Mangelzustände an. Satt bedeutet **„NICHT HUNGRIG"**. Ein analoges Gefühl **„NICHT DURSTIG"** kennen wir nicht.

„SATTSEIN" ist das Ergebnis mehrerer Faktoren:

- Es hängt ab von der **Magendehnung**, also vom Füllungszustand des Hohlorgans.
- Auch die **Gesamtkauleistung**, das ist Menge und Dauer der Kauaktion, soll einen Einfluss haben.
- Der **Blutzuckerspiegel** spielt wahrscheinlich eine Rolle.
- Die **Konzentration von Fett** ist ebenfalls ein Faktor, und mehrere Hormone tragen zur Sattmeldung bei. Bis auf die Magendehnung und die Kauleistung sind alle diese Parameter für eine rechtzeitige Sattmeldung zu langsam.

Wie fühlt sich dieses **„SATT“** sein eigentlich an? Jeder kennt das Gefühl, besser gesagt, wir können uns daran ein wenig erinnern, es ist den meisten von uns leider als Kind schon abtrainiert worden. Dieses Gefühl ist zum Behalten einer akzeptablen Figur das Wichtigste. Ohne dieses bleibt man immer zu dick und unansehnlich. Und dieses Gefühl muss richtig eingestellt werden. Mit der Fehleinstellung, so, wie es jetzt ist, ist man eben leider dick geworden. Der Sattsein-Sollwert ist verstellt. Gründlich verstellt. So, dass es schon schädlich ist.

Wo kommt diese Verstellung nun aber her? Wir haben schon als Kinder gelernt, dass es höflich und notwendig ist, alles von seinem Teller zu essen. Einerseits, weil es angeblich gesund ist. Andererseits, weil es ja auch so gut schmeckt, weil es die Mutter, vielleicht sogar der Vater, die Tante, die Oma oder sonst irgendjemand Wichtiger zubereitet hat. Und der leere Teller ist kein Maß für die Sättigung des Kindes. Eher ein Maß für das Wohlverhalten, und dieses Wohlverhalten führt langfristig unweigerlich zur Fettleibigkeit.

Dieses Aufessen-Müssen kommt als Erwachsener spätestens dann wieder, wenn die eigene Gattin ein neues Kochrezept ausprobiert hat und man keine Missstimmung riskieren will. Oder noch schlimmer und auswegloser, die Gattin des Vorgesetzten hat selbst gekocht.

Verteidigung gegen Überfluss

Der Mensch ist wunderbar darauf vorbereitet, mit wenig Nahrung auszukommen. In Zeiten geringeren Nahrungsangebotes findet eine bessere Ausnutzung der eingenommenen Nahrung statt. Die Nahrung wird gründlicher ausgenutzt, Reserven werden langsam angegriffen, damit sie lange reichen. Das ist auch die Ursache für die langsame Gewichtsabnahme bei Kuren und Diäten, wenn es sich nicht um reinen Flüssigkeitsverlust handelt. Die geringere Menge wird besser verwertet, deswegen ist ein Gewichtsverlust so schwer zu erreichen.

STRATEGIEN

- Strategie **Überfluss**: Nahrung weniger gut ausnutzen und Überschüsse einlagern.
- Strategie **Mangel**: Nahrung besser ausnutzen und Reserven langsam aufbrauchen.

Das erste Fasten stellt die Ausnutzung schon um, nach der ersten Fastenkur nutzt der Körper die Nahrung bereits viel besser aus. Dasjenige, was weniger gegessen wird, wird besser ausgenutzt, liefert also mehr Energie. So müssen die Reserven erst später angegriffen werden. An sich sehr gut so, weil ja viel länger ausgekommen wird. Für den Abnehmwilligen eine Enttäuschung, weil es so langsam geht.

Und daraus entwickelt sich der **Jo-Jo-Effekt:** Die Nahrungsmittelmenge, die normalerweise verzehrt wird, wird besser ausgenutzt und so ist die Gesamtenergiemenge zu hoch, um sein mühsam erreichtes geringeres Gewicht zu halten. Der langfristige Effekt: Es wird wieder mehr an

Gewicht, und das leider durch eine geringere Nahrungsmittelmenge.

Wie reagiert der Körper, wenn es sehr viel Nahrung gibt?

Ihm stehen folgende Strategien zur Verfügung:

Man fühlt sich „SATT".

Das ist der Zustand, wenn der Hunger verschwunden ist. Unverbildete, sich vielleicht weniger wohl angepasste Kinder verhalten sich so. Sie hören dann auf zu essen, wenn sie genug haben. Wir Erwachsene kennen das auch, geile Torten essen wir auch gerne, nur können wir bald nicht mehr. Und wie viel pures weißes Fett können wir schon essen? Es reicht recht wenig, und wir haben genug davon.

Man fühlt sich „VOLL".

Wenn über das Sattgefühl hinaus weitergegessen wird, tritt die nächste Barriere in Kraft: Das „VOLL"-Gefühl. Der Magen ist prall gefüllt, es geht nichts mehr hinein. Wir fühlen uns auch „VOLL". Und wenn wir noch etwas mehr hinuntergedrückt haben, leiden wir sogar darunter, dann nennen wir es Völlegefühl. Das Gefühl „VOLL" ist nicht das Gefühl „SATT". Es wird aber sehr häufig damit verwechselt. „VOLL" fühlen wir uns, wenn nichts mehr geht, nur mehr mit viel Druck. So wie: „ Ein Löffelchen für den Papa, eines für die Mama, Tante, Onkel, Oma, Opa und so weiter. Das kommt Ihnen auch bekannt vor, nicht wahr? So hat man den Kindern das ursprüngliche Gefühl „SATT" gegen das Gefühl „VOLL" ausgetauscht. In gutem Glauben, dass die Kinder genug zu essen haben sollen, hat man sie gezwungen, mehr zu essen als sie wollten. Und dann war das Gefühl „SATT" weg.

Mir ist es so ergangen, und es war nicht so leicht wie Sie denken, das Gleiche bei meinen Kindern zu verhindern. Kinder wissen, nein, besser gesagt spüren ganz genau, wenn sie genug haben. Keine Sorge, wenn es einmal den Kindern nicht schmeckt und sie gar nichts essen, es kann nichts passieren, es ist noch niemals jemand bei vollen Schüsseln verhungert.

Aber beim antrainierten „VOLL"-Gefühl haben wir einige Probleme: Das Fehlen des „VOLL"-Gefühls wird als Hunger missdeutet. Das ist gemein, aber so ist es leider. Das Gefühl „VOLL" verschwindet relativ rasch, weil sich der Magen im Zuge seiner Tätigkeit ja entleert. In den Zwölffingerdarm. Und dann weiter. So wird der Magen langsam leer und das Gefühl „VOLL" vergeht, an sich sollten wir uns jetzt wieder besser fühlen, weil „VOLL" ist eigentlich nicht wirklich angenehm, nur wir haben uns daran gewöhnt. Und wir gewöhnen uns an noch etwas: Weil immer dann gegessen wird, wenn wir nicht „VOLL" sind, dehnt sich der Magen aus. Das tut anfangs ein wenig weh, man nennt das Dehnungsschmerz. Aber auch der vergeht, und so gelingt es, durch konsequentes Vielessen den Magen immer weiter zu vergrößern. So steigern sich natürlich auch die Mengen, die man zu sich nehmen kann. Wenn der Magen ausreichend gedehnt ist, braucht es mehr, um das Gefühl zu haben, „VOLL" zu sein. Aber auch diese Grenze kann überschritten werden.

Man hat sich überfressen
Kurzfristig hilft ein anderes Gefühl, das des „SICH ÜBERFRESSEN HABENS". Dieses Gefühl tritt auf, wenn man von einer Speise wiederholt viel gegessen hat, und das führt dann dazu, dass man von eben dieser Speise nichts mehr zu sich nehmen kann, man hat sich daran überessen. Man kann diese Speise nicht einmal mehr sehen, geschweige denn sie schmecken, riechen oder nur daran denken. Schon wird einem fast schlecht. Aber keine Sorge. Man muss nur einige Zeit lang warten, dann verschwindet dieses Gefühl wieder.

Bei längerer Dauer der hohen Nahrungsmittelzufuhr kommen folgende zusätzliche Maßnahmen zum Zuge:

Der Körper nutzt die Nahrung weniger gut aus.
Dazu ist der Begriff des **Physiologischen Brennwertes** interessant. Er besagt, dass es weitgehend vom Ermessen des Körpers abhängt, wie viele Kalorien er aus einem bestimmten Nahrungsmittel herausholt. Das ist wirklich wichtig, weil so klar ersichtlich wird, dass das altbekannte Kalorienzählen keine ganz exakte Wissenschaft ist. Einerseits, weil ja auch die Nahrungsmittel immer ein wenig unterschiedlich in ihrer Zusammensetzung sind. Und andererseits, weil unser Körper daraus verschieden viel Energie gewinnen kann. Je nach Gesamtlage, viel oder wenig. Geringere Ausnutzung der Lebensmittel bei Vielfraßphasen, hohe Energieausbeute bei Hungerkuren. Wenn man dauernd etwas zu viel zu sich nimmt, etwa ein Bier mehr als die Kalorienbilanz es erlauben würde, nimmt man doch nicht so viel zu wie man es rein rechnerisch über die Jahre eigentlich sollte.

Dazu folgende beispielhafte Rechnung:
Ein Bier hat 250 Kilokalorien, mal 365 Tage = 91.250 Kilokalorien, was in etwa 10 Kilogramm Übergewicht pro Jahr entsprechen würde, aber im richtigen Leben ist die Gewichtzunahme wesentlich geringer. Das zeigt, dass der Körper dasjenige, was zu viel ist, eh schon weniger gut ausnützt als diejenige Menge, die er wirklich braucht.

Jetzt hilft nichts mehr, es muss eingelagert werden.
Man legt an Gewicht zu. Mittelfristig entwickelt sich das persönliche Maximalgewicht. Es gibt offensichtlich nach oben hin eine natürliche Grenze: Es gibt ein persönliches Maximalgewicht, das dann nur mehr schwer zu übertreffen ist. Die von mir so genannte **„Stärkefigur"** eines Menschen ist der Ausdruck seines jeweiligen Speicherungsgrenzwertes. Es wird auch immer verharmlosend gesagt, jemand sei stark, wenn er in Wirklichkeit eigentlich dick ist. Meist wird diese beschönigende Beschreibung von KleidungsverkäuferInnen verwendet. „Sie sind ein wenig stark um die Mitte!"

Wie sieht die Stärkefigur aus? Sie ist eine Kompensation des Körpers unter Kohlenhydratmast. Das ist jener Körperumfang, der erreicht wird, wenn über einen längeren Zeitraum zu viel gegessen wird. Zuerst wird das Fett dort eingelagert, wo es am wenigsten stört. Am Bauch stört es recht wenig, und nachdem wir nicht mehr auf allen Vieren gehen, besteht auch kaum die Gefahr, dass der Bauch am Boden schleift. Und wenn diese Depots dann voll sind, wird in andere Regionen eingebracht. Dann füllt sich der Rest der Haut. Wenn man ein Übergewicht von zehn Kilogramm hat, was gar nicht so viel ist, muss man sich vorstellen, dass man vierzig Viertel Butter irgendwo am Körper verteilt dauernd mit sich herum trägt.

Dass es diese Stärkefigur wirklich gibt, kann ich an zahlreichen **Beispielen** belegen. Hier nur zwei zum Deutlich-Machen:

✓ Kalle-Wirt

Er hat es durch jahrzehntelanges Überessen auf 180 Kilogramm gebracht. Die ist er trotz Diäten nicht losgeworden, hat aber auch nicht mehr zugenommen. Dann hat er mit einem Magenband 110 kg abgenommen. Und nach der Entfernung des Magenbandes genau wieder 180 kg erreicht. Jetzt hat er resigniert und ist dabei, weiterzuwachsen. In die Breite natürlich.

✓ Josef Speichenberger

Beständig 110 kg, mit Diät oder auch ohne. Er hat sich den Bauch operativ wegsaugen lassen. Nach recht kurzer Zeit ist er wieder auf seine Stärkefigur gekommen. Nur jetzt mit einigen kleinen Narben.

Nimmersatt

Wie bei allen Dingen gibt es auch hier nach oben fast keine Grenze. Wenn der Magen sehr gut gedehnt ist. Also kann mehr aufgenommen werden. Und wenn man so wirklich viel braucht, um sein persönliches Sattgefühl zu erreichen, sind sehr beachtliche Körperausmaße zu erzielen. Die Proportionen verlagern sich dramatisch. Die Haut ist ein erstaunlich dehnbares Organ. Manuel Uribe Superstar. Sein Höchstgewicht waren etwa 560 Kilogramm.

Aufnahmezentrum Magen

Unser normaler unverbildeter Magen fasst 600 ml. Stellen wir uns ein DIN-A4-Blatt vor, bedeckt mit Fleisch, etwa 1 cm hoch, wenn wir das zu uns nehmen, dann ist der normale ungedehnte Magen voll, ganz voll. Ein gut trainierter Magen fasst 2 Liter. Das ist bis auf 6 Liter zu steigern, und dann gibt er während der weiteren Aufnahme auch bis zu 2 Liter weiter an den Zwölffingerdarm. Der Zwölffingerdarm heißt so, weil er etwa so lange ist wie 12 nebeneinander liegende Finger breit sind. Somit beträgt die Kapazität 8 Liter, das entspricht 10 Kilogramm Nahrungsmitteln. Das passt sehr gut zu den erwähnten vermuteten 5 Kilogramm Mammut täglich. Leider waren dem Vernehmen nach die Mammuts vor 13.000 Jahren aufgebraucht. So kam möglicherweise die erste menschlich ausgelöste Klimakatastrophe zustande. Damals erfolgte eine Abkühlung um 7-8 Grad, es kam zur Tundrazeit.

Der Mensch ist dem Schwein rein körperlich gesehen, aber nicht nur insofern, sehr ähnlich. Bei Schlachtgewichtsanalysen hat sich gezeigt, dass ein Schwein von etwa 100 Kilo ein gefülltes Magengewicht von 10 bis 12 Kilo hatte. Man hatte diese Werte ermittelt, um Betrugsversuche mittels Fütterung knapp vor Verkauf aufzudecken, weil so das erzielte Gewicht um etwa

10 Prozent gesteigert werden konnte (10 Kilogramm Mageninhalt bei 100 Kilogramm Gewicht). Der Magen ist also ein sehr weit dehnbares Gefäß mit kontinuierlichem Ablauf. Wir sehen also: Der Magen wächst mit seinen Aufgaben, so wie die Leber. Der Magen ist also als Sättigungsanzeige leider ungeeignet geworden. Und obendrein: Der Magen kann keine Kalorien zählen! Das muss wer anderer tun, etwa das Internet oder der Diätcoach.

Hier ist klar offensichtlich, wie wichtig die gefühlte Sättigung ist. Als einzige Regelgröße ist sie unserem Einfluss zugänglich. „SATT" ist, wenn der Hunger verschwunden ist. Genauso wie wir nach einem Getränk nicht mehr durstig sind. Wenn dieses Getränk allerdings ausreichend bitter, sauer oder süß ist, kann man locker weitertrinken, bis man „VOLL" ist.

Die zentrale Frage ist die nach dem Hunger. Das Gefühl „SATT" suchen wir im trainierten Magen vergeblich. Heißhunger ist Hunger ohne Zeit zu Warten. Es fehlt etwas, was dringend gebraucht wird. Jetzt muss es sein. Dringend und zielgerichtet. Meistens auf Süßes. Essen ohne Hunger muss dick machen.

Zusätzlich wird oft gegessen, wenn eigentlich getrunken werden sollte. Es werden Hunger und Durst einfach verwechselt. Man ist eher gewohnt, das Gefühl, wenn etwas fehlt, als Hunger zu deuten. Nicht immer, wenn etwas zu sich genommen werden muss, handelt es sich um ein Verlangen nach Nahrung. Sehr oft steckt das Verlangen nach Flüssigkeit hinter dem Mangelgefühl.

Menüfolgen verwirren den Körper. Gemischtes Essen sorgt für Unklarheiten beim Sattgefühl. Wir essen weiter, weil wir die notwendige Menge, uns zu versorgen, völlig falsch einschätzen. So wird zu Mehrkonsum verleitet. Warum ist das so? Nun, in unserer 2,5 Millionen Jahre dauernden Geschichte ist es erst seit ganz kurzer Zeit, etwa seit 200 Jahren, möglich, sich bei einer Mahlzeit an verschiedenen Gerichten zu erfreuen. Das hat den Spaßfaktor am Essen unheimlich gesteigert, leider aber auch die aufgenommene Menge an Nahrungsmitteln. Gewohnt sind wir hingegen, mit nur einer Speise satt zu werden.

Keinerlei Kaureiz

Messer und Herd machen uns fett. Wir hören zu spät auf zu essen, weil unsere Nahrung zu weit aufbereitet ist. Es kommt zu einer Störung der Sattmeldung. Wir sind noch hungrig, weil wir nicht bemerken, dass wir schon längst genug haben. Auch, weil zu wenig gekaut wurde. Unser Körper hat so eine Art Schrittzähler im Kiefergelenk eingebaut. Die Kauleistung hat einen Einfluss auf das Gefühl der Sättigung. Je mehr und je länger gekaut wurde, umso eher ist man satt.
Der Körper verarbeitet die Nahrung, die wir ihm zuführen. Die Verdauungsarbeit ist das, was unser Körper verrichten muss, um aus einem schönen Nahrungsmittel ein Häufchen Kot zu machen. Oder besser gesagt, ein Würstchen oder gleich eine Wurst. „Mir ist es Wurst" heißt

eigentlich "Mir ist es Scheißegal". Alles kommt in die Wurst, nicht nur beim Fleischhauer, auch bei uns. Letztlich muss uns alles wieder zeitgerecht verlassen, sonst schadet es uns.
Wie richtige Würste aussehen sollen, lesen wir beim Altmeister des Stuhlganges nach, bei Dr. F.X. Mayr, dem Begründer der Mayr-Entschlackungskur:

> „Der normale Stuhl ist nie aashaft stinkend, fad oder sauer riechend.
> Die Oberfläche ist leicht buckelig, gegen das Ende zu glatt.
> Ein weichbreiiger Stuhl lässt immer einen krankhaften Zustand annehmen.
> Das erste Blatt des benutzten Klosettpapieres muss rein bleiben."
>
> F.X. Mayr (Originalzitat)

Aber so sieht Stuhl heutzutage leider immer seltener aus. Auch die Forderung nach reinem benutztem Klopapier wird selten erfüllt. Wie sieht der Stuhl eigentlich aus? Und wie sieht das Toilettenpapier, einmal benutzt, aus?
Man hat eh so ein Problem mit der Sichtbarkeit, vor allem bei den Tiefspültoiletten. Hier lässt sich wenig sagen außer kompakt oder flüssig und schwimmend oder untergehend. Details sind nicht auszumachen, und ansonsten behindern der Geruch und die Erziehung – die anale Phase ist überwunden – die genauere Besichtigung. Mit oder ohne eingehender Betrachtung des Endproduktes der Verdauung steht fest:

Der Mund ist der vorderste Teil des Verdauungsapparates. Je besser wir die Nahrung im Mund vorbereiten, umso weniger muss der Rest des Verdauungsapparates leisten. Schon vor der Aufnahme in den Mund wird die Härte und Festigkeit der Nahrung geprüft. Zuerst hat die Nase den Geruch festgestellt und die Speise als essbar befunden. Dann prüfen die Lippen die Temperatur. Jetzt in den Mund damit, erst nur wenig. Nun wird erst einmal gekostet. Die Kleinkinder kosten bedingungslos alles, was ihnen unterkommt. Die Eltern können gar nicht schnell genug sein, schon ist der kleine Käfer gekostet, so geht es den ganzen Tag. Nur die Windeln verhindern, dass auch das eigene Produkt verkostet wird. Das gehört zur normalen Entwicklung dazu, bedenklich wird es, wenn diese Vorliebe bestehen bleiben sollte.

Beim ersten Kontakt mit der Zunge entsteht der Geschmackseindruck. Sechs Geschmacksqualitäten, nämlich süß, sauer, salzig, bitter, fettig und umami (so schmeckt Glutamat, zum Beispiel in Sojasoße) kann die Zunge unterscheiden. Die ersten zögernden Bisse sind rein tastender Natur. Jetzt gelangen die feinen Geschmäcker in die Nase. Das Fette fühlt sich gut an, harte Nahrungsbestandteile werden erkannt und entfernt. Dann erst wird es kräftiger und rascher. Das Kauen ist ein komplexer Vorgang, an dem fast alle Muskeln des Kopfes beteiligt sind. Die Zähne der Kiefer treffen aufeinander, und das in vielen unterschiedlichen Positionen.
Auch die Bewegungsarten sind unterschiedlich. Je nachdem, was zerkaut werden soll, zeigen sich unterschiedliche Kaumuster. Immer bewegen sich die Kiefer aufeinander zu. Wenn sie aufeinandertreffen, weichen die Speisen aus, sie werden nach innen und außen gedrückt.

Dann werden sie von Zunge und Wange wieder zwischen die Zahnreihen geschoben, um wieder zermahlen zu werden.

Richtig kauen können ist uns nicht angeboren. Wir lernen es mit wachsenden Anforderungen. Die Kinder lernen das Kauen heutzutage nicht mehr. Die Entwicklung der Mundmotorik bleibt zurück. Vom Brei direkt zu Pommes und McDonald´s-Fleischlaibchen. Niemand isst mehr zähes Fleisch. Kein faseriges Rindfleisch, keine Flachsen. Die heute so beliebten faschierten Laibchen wurden erfunden, um auch weniger ansehnliches und etwas zäheres und flachsiges und auch durchzogenes Fleisch problemlos zu sich nehmen zu können. Niemand kann ohne wissenschaftliche Laborausrüstung die wahre Qualität von Faschiertem beurteilen.

Jede Essenszubereitung ist ein Ersatz für das richtige Kauen. Schneiden und Kochen entlasten in erster Linie den Mund, es muss nicht mehr so viel gekaut werden. Dadurch könnten eigentlich die Zähne länger halten. Weil sie weniger gebraucht und somit weniger abgenutzt werden. Aber leider tritt dieser Effekt nicht auf. Wird wenig gekaut, hat es die Karies leichter, weil die Keime länger ungestört durch den Abrieb durch die Nahrungsmittel am Zahn haften können. Die modernen Nahrungsmittel werden schon zerkleinert angeliefert und somit werden die Speisen praktisch schluckfertig hergerichtet. Der Kauanreiz geht völlig verloren. Mit der Zunge am Gaumen zerdrücken und hinab in die Speiseröhre geht's! Das Kochen ist eine Art des Vorverdauens. In Zeiten vor Hipp und ähnlichen Babynahrungsherstellern wurde die Nahrung für die Jüngsten nach der Stillzeit einfach selbst vorgekaut. Wie heute im Tierreich zu beobachten, die Elterntiere verfüttern die vorgekaute und vorverdaute Nahrung an die Jungtiere. Kommt da nicht unser Küssen her?

Das Kochen macht manche Nahrungsmittel erst verdaulich. So können wir auch leicht Giftiges und zu Hartes verwerten. Diese Nahrung würden wir sonst nicht verwenden können und somit auch gar nicht zu uns nehmen. Vielleicht wäre das auch besser so.

Wir Menschen heute sind Schnellesser. Wir essen heute schnell, weil die Zeit knapp ist. Damit es schnell geht, muss das Kauen rasch erfolgen. Wenn möglich sollte gar nicht gekaut werden müssen. Genuss wird so keiner aufkommen. Aber das spielt keine Rolle, die Geschwindigkeit ist maßgeblich. Und dann wird die Nahrung geschluckt. Wir sind Schnellschlucker geworden.

Und das Schlucken macht uns fett. No na. Das mag ja sehr banal klingen, aber es stimmt. Das Gefährliche beim Essen ist nicht das Beißen, sondern das Schlucken! Niemand wird vom Kauen fett, alle werden wir vom Schlucken dick. Spaß beiseite, auch die Anzahl der Schluckaktionen hat ihren Anteil am Sättigungsgefühl. Je öfter geschluckt wird, umso satter fühlt man sich.

Und noch ein wichtiger Ansatz: Je schneller etwas geschluckt wird, umso weniger schmeckt man das, was geschluckt wird. Ganz schnell Geschlucktes schmeckt man einfach nicht, der Geschmack wird einfach nicht wahrgenommen. Wenn jeder Schluck gekostet worden wäre, bevor er die Speiseröhre erreicht, könnte es nie Verwechslungen geben wie das Schlucken von Spülmitteln oder Säuren oder gar Laugen. Das geschmacksfreie Schlucken ermöglicht auch das Bestehen von Aufnahmeritualen in Jugendbanden wie etwa das Verschlucken von Regenwürmern oder Fliegen. Bei den Erwachsenen sind manche Rituale wie ein schnelles Schnäpschen auch nur so machbar. Billiger Schnaps kann nur kalt, am besten eiskalt schnell geschluckt werden. So kann mancher Alkoholiker zur Erlangung seines Pegels auch durchaus einmal Rasierwasser oder Spiritus zu sich nehmen.

Auch Ärger muss man hinunterschlucken, selbst dann wenn es danach sauer aufstößt. Das muss man einfach so runterschlucken, wenn einem etwas nicht passt. Wir Österreicher sagen, dass wir „die Krot schlucken" müssen, wenn die Obrigkeit etwas anordnet, das den Menschen nicht passt, sie aber nicht anders können als die Anordnung zu befolgen. Aber irgendwann ist man dann angefressen. Ein interessanter Zustand, dessen Bedeutung dem „sich überessen haben" entspricht, den wir weiter vorne schon kennengelernt haben.

Die meiste Kauaktion allerdings erfolgt unbewusst im Schlaf. Wir kauen in der Nacht etwa hundert Mal so viel wie den ganzen Tag lang. Und wir beanspruchen dabei unsere Kaumuskulatur und die Zähne wesentlich stärker als bei der Nahrungsaufnahme. Wir verarbeiten mit dem Mund nicht nur Nahrung, sondern auch unsere Probleme. Wir kauen auf einem Problem herum. Wir beißen uns durch, wenn wir es lösen. Lösen wir es nicht, beißen wir uns die Zähne daran aus.

Unnatürliche Essenszeiten

Der Mensch ist ein Gewohnheitstier. Wir wollen schon wieder essen, weil wir es so gewohnt sind. Die Macht der Gewohnheit fordert ihren Tribut. In Form zusätzlicher Kilokalorien. Wir essen ohne wirklichen Hunger, weil wir uns daran gewöhnt haben, zu bestimmten Zeiten zu essen.

Es beginnt am Morgen. Man wacht auf, und durch die lange Nacht hat sich der Hunger aufgebaut. Man freut sich auf ein Frühstück. Das fällt dann ziemlich reichlich aus, wenn man genug Zeit dazu hat. Dann zum Kaffee in der Firma ein kleiner Happen im Kollegenkreis, andere haben gemeinsam Pause, am Bau oder wo auch immer. Und dann wird es endlich zwölf Uhr, Mittag. Jetzt heißt es essen gehen, in die Kantine, ins Wirtshaus, zu Mutti. Egal wohin, es gibt wieder was zu beißen. Am Nachmittag nehmen wir nur eine Kleinigkeit, die Nascherei zwischendurch. Und schließlich kommt der Feierabend, ab nach Hause. Jetzt kann man entspannen, und im Kreise seiner Lieben ein Nachtmahl einnehmen. Und dann beim gemütlichen Fernsehen noch ein wenig Knabberzeug, zum Wohlfühlen. So prägt der Tagesablauf die Nahrungsaufnahme. Wir essen, wenn es Zeit dazu ist. Weil wir daran gewöhnt sind, weil es ein sozialer Druck geworden ist. So sind wir Gewohnheitsesser geworden. Es meldet sich am nächsten Tag wieder der **„Gewohnheitshunger“**.

Wir essen, weil das Essen zum Reflex geworden ist. Nach dem Hunger wird nicht gefragt, er spielt dabei auch keine große Rolle. Dieser Mechanismus entspricht einem konditionierten Reflex. Das ist so wie beim Pawlow´schen Hund. Der russische Forscher Iwan Petrowitsch Pawlow (1849 - 1936) hat den Nobelpreis erhalten, weil er gezeigt hat, dass der Speichelfluss bei Hunden nicht erst beim Fressen, sondern schon dann einsetzt, wenn der Hund die Nahrung sieht. Und der bedingte Reflex besteht darin, dass der Speichelfluss schon bei einem Signal einsetzt, das mit der Nahrungsaufnahme in zeitlichem Zusammenhang steht. Wenn also vor dem Essen immer eine Glocke läutet und dann gleich gefüttert wird, rinnt schon der Speichel bei einem solchermaßen konditionierten Hund. Bei uns Menschen ist das nicht wesentlich anders. Auch wir folgen konditionierten Reflexen. Denken Sie an Gerüche, die Ihnen das Wasser im Mund zusammenfließen lassen. Brauchen Sie da noch echten Hunger, um zu essen?

Sie kennen die Situation: Man muss essen gehen, geschäftlich, und Sie fragen sich: Was könnte ich heute essen? Dann kommt die Speisekarte. Sie werden sicher etwas finden, was Ihnen schmecken wird. Sie müssen etwas essen. Nicht essen ist unhöflich. Hunger brauchen Sie da auch keinen. Der Appetit kommt bekanntlich beim Essen von alleine. Noch komplizierter wird es, wenn die Einladung privater Natur ist. Sie kommen nicht aus, Sie müssen essen. Vor allem würde es Ihnen nichts nützen, wenn Sie sagen: „Ich will nichts essen, ich bin schon satt.“ Die Hausfrau, Ihre eigene oder egal welche andere, schlimmstenfalls die Schwiegermutter, wird kaum Verständnis für Ihren Zustand haben. Weil Sie das wissen, erwähnen Sie es gar nicht und fangen einfach an zu essen. Zuerst ein Aperitif, der hilft. Und dann geht's schon weiter, bis zur Nachspeise.

Besonders gut schmeckt es gemeinsam mit anderen. Es herrscht bei Tisch auch eine Art Wettbewerb. Wer kann mehr und länger essen? Besonders deutlich wird dieser Wettkampf, wenn mehrere Leute aus einer Schüssel essen müssen, können oder dürfen. Jeder hat Angst, zu kurz zu kommen, und greift häufiger und schneller zu. So wird wesentlich mehr konsumiert als allein. Allein bekommt es nicht so gut und macht nur halb so viel Spaß.

Das Essen ist ritualisiert worden. Wer isst mit wem? Wer wird eingeladen, wer zahlt selbst? Die soziale Rangordnung findet sich natürlich auch im Speiselokal. Und eine weitere Besonderheit beim Gesellschaftsessen besteht darin, dass diese Spielart der Nahrungsaufnahme meistens am Abend stattfindet. Abends sollte man nicht so viel essen, damit es dann später im Bett im Liegen zu keinem Zurückfließen des Mageninhaltes in die Speiseröhre kommt. Das ist unangenehm und wird Sodbrennen genannt. Aber man kann solche Einladungen schwer ablehnen. Und immer wird da auch einiges Gutes zu trinken gereicht. Zuerst ein Aperitif, dann die Weinbegleitung. Man trinkt zu jedem Gang einen anderen Wein. Dann etwas zur besseren Verdauung, und dann ist es auch schon zu viel. „Schatz, bitte fahr du mit dem Auto nach Hause, ich brauche meinen Führerschein noch“, wird dann zu den meist wesentlich zurückhaltenderen

Ehefrauen gesagt.

Der oben beschriebene konditionierte Reflex ist nicht der einzige, der bei der Nahrungsaufnahme eine Rolle spielt. Reflexartig erfolgt auch der berühmte Griff in die Säckchen mit Knabberzeug jeder Art. Automatisch und ohne Sättigungsbremse erfolgt das Knabbern, so nebenher beim Fernsehen, im Kino und immer dann, wenn man irgendetwas Knabberbares findet. Lieber wird salziges Knabberzeug genommen, aber Süßes passt auch. Das geht immer so lange, bis das Gefäß leer ist. Wir essen ohne Hunger, weil wir nicht aufhören können. Knabbern macht wegen des Geräusches Spaß, haben Wissenschafter herausgefunden. Das Geräusch macht nicht dick, aber all die schmackhaften Knabbereien schon.

Künstliches Umfeld

Unser heutiges Leben unterscheidet sich stark von dem des frühen Menschen. Wir leben weitgehend ohne Kontakt mit der Natur, unser Umfeld haben wir uns geschaffen. Unsere körperliche Ausstattung ist gleich geblieben, wie vor 2,5 Millionen Jahren. In diesem Spannungsfeld entstehen Probleme. Das Leben ist wesentlich komplizierter geworden, obwohl wir es in vielen Bereichen viel leichter haben als früher. Kaum jemand muss körperlich schwer arbeiten, alle haben es warm und im Regen wird keiner nass. Aber die hoch arbeitsteilige Gesellschaft hat ihre Tücken. Nicht alle finden ihren Platz, und viele sind einfach überfordert. So entsteht einiges an Frustration. Es gibt viele Enttäuschungen, mit denen wir fertig werden müssen, und nicht alle Unternehmungen enden glücklich, Misserfolge stellen sich ein. Es gibt jede Menge Ärger, mit der Familie, im Kollegenkreis, im Verein. Viele Menschen sind einsam, sie können die Ansprüche der anderen nicht erfüllen. Der natürliche Wunsch zur Sexualität kann kaum ausgelebt werden. Aber man kann sich wenigstens ein Grundbedürfnis erfüllen: Man kann sich sättigen. Das Essen ersetzt die Befriedigung anderer Bedürfnisse, die man nicht befriedigen kann. **Man wird zum Kummerfresser, die Nahrungsaufnahme wird zu einer Ersatzhandlung.** Eines ist sicher: **Essen macht glücklich**.

Weil, wie schon beschrieben, nach der Aufnahme von Zucker ins Blut eine hormonelle Belohnung erfolgt. Je mehr wir aufnehmen, umso mehr Belohnungshormon. Und am meisten bei süßen und stärkehaltigen Nahrungsmitteln, wie Nudeln, Brot und Kartoffeln oder Reis, weil sie eben aus vielen Zuckern bestehen. In allen Situationen, in denen man sich wünscht, von jemandem getröstet zu werden, hilft es, etwas zu essen. Essen spendet Trost und macht obendrein satt. Aber das ist eigentlich eine missbräuchliche Verwendung von Nahrungsmitteln. Es ist **Essensmissbrauch**, so zu verstehen wie Alkohol- oder Drogenmissbrauch. Da gibt es einige Gemeinsamkeiten. Wir wollen essen, weil essen glücklich macht und so ein Abhängigkeitssyndrom entsteht.

Schauen wir uns die **Definition des Abhängigkeitssyndroms** an:

Laut ICD 10 (Abkürzung für International Statistical Classification of Diseases and Related Health Problems, das weltweit anerkannte Diagnoseklassifikationssystem) müssen mindestens drei Symptome innerhalb eines Jahres anzutreffen sein:

☞ Ein starkes unbeherrschbares Verlangen.
☞ Menge und Beendigung des Konsums sind nicht kontrollierbar.
☞ Bei Weglassen des Konsums kommt es zu Entzugserscheinungen.
☞ Es werden immer größere Mengen benötigt, damit die Wirkung eintritt.
☞ Das Verlangen wird zum Lebensmittelpunkt, anderes wird vernachlässigt.
☞ Trotz eingetretener Schäden und trotz besseren Wissens wird weiter konsumiert.

Setzen wir **statt einer Droge das Essen** ein, sind die geforderten drei Kriterien leicht erfüllt:

☞ Ein starkes Verlangen ist unbestritten vorhanden.
☞ Die Kontrolle der Menge ist genauso nicht gegeben.
☞ Die Entzugserscheinung ist der Heißhunger.
☞ Man braucht immer mehr, um satt zu werden.
☞ Alles dreht sich ums Essen.
☞ Trotz des Metabolischen Syndroms (Bluthochdruck, Fettleibigkeit, Diabetes) wird munter weitergemacht.

Sehr verharmlosend sprechen wir vom **Frustessen**. Frust durch andere führt zwangsläufig zur Belohnung durch sich selbst. Die kleine Freude zwischendurch. Weil es ja immer wieder frustet. So wird oft zur Kummerschokolade gegriffen. Weniger gefährlich, aber auch auf ähnliche Weise zustande gekommen, sind die sogenannten Kastenkleider. Diese Kleidungsstücke werden meist von Damen in eher weniger guter Gemütsverfassung so quasi zum Trost gekauft und finden dann ein ruhiges Plätzchen im Kasten. Getragen werden sie nicht, weil das Kleid ja eigentlich an kein gutes Gefühl erinnert. Dieses Ballastes kann „frau" sich leicht bei einem Flohmarkt oder einer Altkleidersammlung entledigen. Das geht leider mit dem Kummerspeck nicht so.

Es lassen sich auch lieb gewordene Gewohnheiten durch Nahrungsmittel ersetzen. Vielen Menschen, die von der Zigarette loskommen wollen, wird empfohlen, statt zum Glimmstängel zu einer Süßigkeit zu greifen. So wird der Nichtraucher gleich einmal ein wenig schwerer als er werden müsste. Durch den verbesserten Stoffwechsel nimmt der Neu-Nichtraucher etwa 10 Prozent seines Körpergewichtes zu. Greift er zu anderen oralen Genüssen, wird es wesentlich mehr werden.

Liebe geht durch den Magen. Aber zuerst muss das Essen in den Mund. Dieser Teil des Sprichwortes wird gerne vergessen, obwohl oder weil er so offensichtlich ist. Der Mund ist die

Eintrittspforte für alles, was in unseren Körper soll. Und was dem Mund nicht gefällt, sollten wir meiden. Deswegen prüfen die Paare einander mittels des Mundes.
Man nennt diesen Prüfvorgang „Küssen".

Unbefriedigte Lüste gibt es viele. Essen kann manche ersatzweise befriedigen. Gutes Essen wird auch als die Erotik des Alters bezeichnet. Aber nicht nur die Alten, auch die Jungen schätzen die Vergnügungen gemeinsamer Nahrungsaufnahme. Gerade bei der Nachspeise wird der Reiz des Süßen nur noch von den Reizen der Süßen übertroffen.

Bereits versuchte Ernährungskonzepte und Diäten

Wie kommt man nun aber aus diesem Bilanzproblem wieder heraus? Leider nur sehr schwer. Unser Körper ist darauf programmiert, einmal gespeicherte Fettreserven nicht mehr so leicht herzugeben. Und spätestens dann, wenn die Kleidungsstücke schon wieder ohne Heißwäsche eingegangen sind, ist klar, dass etwas getan werden muss, und zwar bald. Am Anfang steht der Entschluss. Man erkundigt sich in seinem Umfeld, was wem geholfen hat, und man bekommt haufenweise gute Tipps. Es gibt unzählige Abmagerungskuren. Man besorgt sich Literatur. Es findet sich in der großen Gruppe der Abspeckliteratur einiges an wohlgemeinten Ratschlägen. Viele Bücher zum Thema Abnehmen beschreiben zuerst kurz was man machen soll, die neue Ernährungsweise wird vorgestellt und gelobt und dann kommen endlos Rezepte und Bilder von Gerichten, die man jetzt essen kann. Das sind eigentlich lauter Kochbücher mit Bildern, wie das umgesetzt werden soll, bleibt den Lesern selbst überlassen. Jetzt entscheidet man sich für die Kur, die einem am meisten Erfolg verspricht und am wenigsten grausam erscheint. Dann kommt der Schritt zur Tat. Manche beginnen mit der sehr beliebten Morgen-Diät. Das ist diejenige Kur, die schon am nächsten Tag in Angriff genommen werden kann. Aber aufgeschoben ist noch nicht abgenommen.

Ich habe viele Abmagerungskuren versucht, und alle haben geholfen. Ich habe weniger gegessen, FDH, also friss die Hälfte. Ich habe eine Mayr-Kur gemacht. Ich habe auf Fett verzichtet. Ich habe ausschließlich Kartoffeln gegessen. Ich habe nur Steaks und Salat gegessen. Die Brigitte-Diät hat mich auch dünner gemacht. Genauso wie die Wunderkrautsuppe. Die Liste ist nicht komplett, ich habe wirklich viel gefastet. Alle diese Ernährungsformen haben ihre Erfolge gehabt. Je nach Konsequenz und Dauer habe ich unterschiedliche Mengen an Kilogramm verloren. **Jede korrekt eingehaltene Diät führt zu einem Gewichtsverlust**, das ist unbestritten.

Abnehmen ist unlustig. Hunger tut weh. Auch der freiwillige Hunger, der vielleicht sogar mehr, weil man ja könnte, aber nicht darf. Es tut weh, so wie eine Gefühlsverletzung weh tut. Wir verletzen beim Abnehmen unsere Gefühle. Der Verzicht ist schmerzhaft. Beim Abnehmen leiden wir. Wer schön sein will, muss leiden. Jeder, der abnimmt, leidet. Auch wenn neueren Kurempfehlungen nach der Hunger erst gar nicht aufkommen soll. So darf man immer wieder etwas zu sich nehmen, nur bleibt trotzdem ein leeres Gefühl. Nicht nur im Magen. Man ist ganz einfach unglücklich.

Der Leidensdruck ist unterschiedlich groß. Manche sind nur grantig, missgestimmt. Leichter reizbar. Andere wieder werden richtig bösartig. Man hat Angst, sie könnten einen beißen, nicht nur mit Worten. Die müssen wirklich hungrig sein. Ich kenne Leute, die sich fürs Abnehmen aus ihrem gewohnten Umfeld verabschieden müssen. Sie sind für ihre Umgebung einfach schwer zu ertragen. Sie müssen sich irgendwo zurückziehen. Auf die Alm, zu Hause, in diverse Kuranstalten und Sanatorien. Weil sie in der Abnehmzeit unausstehlich sind. Weil sie wirklich unglücklich sind.

Fasten ist eine Strafe, weil der Hunger eben weh tut. Deswegen ist Fasten bei den Religionen auch so beliebt. Es gibt keine große monotheistische Weltreligion, die auf das Instrument Fasten verzichten kann. Juden, Mohammedaner und Christen, alle haben ihre eigenen strengen Fastenregeln. Und die Gläubigen fasten mit großer Begeisterung. Heute ganz besonders, weil es nicht nur der geistlichen Erbauung, sondern auch der Figur nutzt. Selbstverständlich habe ich auch von der vorösterlichen Fastenzeit Gebrauch gemacht und immer etwas Gewicht verloren und die Vorfreude auf die Osterjause gesteigert. Und weil ich in dieser Zeit mit Fasten meist schon gut drauf war, habe ich nach den massiven Osteressen gleich noch eine Entschlackung draufgelegt und noch ein paar Kilo heruntergehungert.

Und trotzdem bin ich nie so geblieben, wie ich nach den jeweiligen Kuren und Diäten war. Ich habe immer wieder zugenommen. Wenn man einmal ein paar Kilogramm abgenommen hat, stellt sich unweigerlich die Frage, wie man diesen hart errungenen Zustand konservieren bzw. halten kann. Einerseits will man nicht mehr zunehmen, aber andererseits will man auch nicht mehr länger auf die kulinarischen Freuden dieses Lebens gänzlich verzichten. Sicher, man wird sich von manchen lieb gewordenen Gewohnheiten verabschieden müssen, wie etwa dem Betthupferl, der Wurstsemmel zwischendurch, dem Knabberzeug beim Fernsehen, dem Kipferl zum Kaffee. Aber so ganz ohne kulinarische Freuden will man eben auch nicht durchs Leben gehen müssen. Der Mensch lebt schließlich nicht vom Brot allein, wie immer das in der Bibel wohl gemeint sein mag. **Eine Diät kann nur schlank machen, aber leider nicht schlank halten.** Abnehmen ist so gesehen noch relativ leicht, schlank bleiben ist schwer!

Wenn man in seine gewohnten Ernährungsgewohnheiten zurückkehrt, folgt unweigerlich wieder eine Gewichtszunahme, die oft das Ausgangsgewicht vor der Diät übersteigt. Das wird Jo-Jo-Effekt genannt. Das Gewicht steigt zwischen den Diäten immer weiter an. Das ist so ähnlich wie „ein Schritt vor – zwei Schritte zurück". Das geschieht, weil sich der Körper durch das Fasten daran gewöhnt hat, mit weniger Nahrung auszukommen. Und wenn man dann beginnt, wieder normal zu essen, ist das normale Maß leider zu viel.

Dann bleibt einem eigentlich nur noch die nächste Diät. Oder man muss immer die Kalorien zählen. Mit anderen Worten: Um schlank zu bleiben, muss man seine Ernährungsweise dauerhaft umstellen. Auch das habe ich gemacht. Wie es die Empfehlung ist, habe ich auf Fett und Zucker weitgehend verzichtet. Und trotzdem bin ich wieder schwerer geworden. Das Experiment mit der Fettreduktion ist kläglich gescheitert. Die Bekämpfung des Nahrungsfettes hat keinerlei Effekt gehabt. Nicht nur bei mir nicht. Das funktioniert flächendeckend nicht. Es funktioniert in Amerika, Asien, Afrika und Europa nicht. Dann habe ich die Kohlenhydrate in der Nahrung eingeschränkt. Das hat wirklich bessere Erfolge gebracht. Ich habe die Empfehlungen von David Mendosa befolgt, der Ernährungsvorschläge für Zuckerkranke veröffentlicht hat.

Er hat ein besonderes Interesse an der Ernährung für Diabetiker, weil er selbst Diabetes hat. Er bewertet die Nahrungsmittel nach ihrem Effekt auf die Insulinausschüttung. Seine im Internet erschienenen Artikel haben mich auf die Idee gebracht, dass es die Kohlenhydrate sein könnten, die eine bedeutende Rolle in meiner Ernährungsmisere spielen.

Die Idee, weniger Kohlenhydrate zu sich zu nehmen, ist nicht neu. Low Carb gibt es schon lange, seit dem 19. Jahrhundert. Es gibt viele Kuren, die diese Grundidee haben. Die folgende Aufzählung erhebt keinen Anspruch auf Vollständigkeit: Banting-Kur, Lutz-Diät, Atkins-Diät, Montignac-Methode, South-Beach-Diät (Agatston), Logi-Methode (Worm).

Trotz guter Erfolge sind die grundlegenden Ideen nicht in die allgemeine Ernährungslehre aufgenommen worden. Es erweckt den Eindruck, dass diese Ideen eher behindert als gefördert werden. Man fragt sich wirklich, warum das so ist. Kann es der Einfluss derer sein, die von der Menschenmast profitieren? Aber es sind nicht nur die Kohlenhydrate allein, die verantwortlich sind. Sie spielen eine wichtige Rolle, aber der Menschenmast stehen mehr Instrumente zur Verfügung.

Abnehmen durch Sport und Sex als Sonderform des Sports

Was ist jetzt mit dem Faktor Verbrauch? Wir Dickere werden immer darauf hingewiesen, dass wir weniger Gewicht hätten, wenn wir mehr Bewegung machen würden. Man könnte also gleich viel weiteressen, aber dafür viel Sport betreiben, dann wird die Energiebilanz negativ, man verliert Gewicht. Nachdem der Tag nur 24 Stunden hat, wird sich bei manchen Menschen schon rein zeitlich die Sache mit dem Sport nicht ausgehen. So viele Stunden hat der Tag gar nicht, dass man diese Menge an Energie verbrauchen könnte. Etwas mehr Bewegung macht man doch so wie so immer, wie etwa Stiegen steigen, Rad fahren, Wege zu Fuß zurücklegen, unter Umständen sogar ins Fitness-Studio gehen. Einfach um gelenkig zu bleiben, um nicht einzurosten. Aber zum Gewichtsverlust wird es nicht reichen. Aber andererseits: Schauen Sie mal bei einer Sportveranstaltung wie dem „Iron Man“ die teilnehmenden Damen im Mittelfeld und weiter hinten an, die sind oft gar nicht schlank und betreiben doch sehr viel Sport, und sie leisten Herausragendes. Aber dünn sind sie davon nicht geworden, also viel Sport allein geht auch nicht. Außer man ist Hochleistungssportler und stört seinen Tagesablauf nicht durch Büroarbeit. Aber es kann doch durchaus auch die Meinung von Henry Ford richtig sein, der die Automobilfließbandproduktion eingeführt hat.

> ” Sport ist Unsinn! Wer gesund ist, braucht ihn nicht, und für Kranke ist Sport schädlich.“
> Henry Ford

Sex ist eine sehr vergnügliche Art, miteinander Bewegung zu machen. Das sagt schon der Titel eines Songs von Whitney Houston aus den 1980er-Jahren: „Love is a contact sport!“.

Also wenn schon Sport, dann solcher, der wirklich Freude macht. Die Endorphinausschüttungen beim Laufen sind möglicherweise auch schön, aber die beim Klimax sind sicher besser. Sex ist gesund und gut zum Abnehmen, vor allem für Männer. Das Sprichwort sagt: „Ein guter Hahn wird nicht fett!“ Was aber, wenn der gute Hahn schon fett ist? Was wäre da gegen eine fette Henne einzuwenden? Ein korpulentes Paar wurde gefragt, wie es mit der körperlichen Liebe stehe. Darauf antworteten die beiden scherzhaft: „Sehen wir aus wie Akrobaten?“ Fett kann ein Hindernis für die Vereinigung werden, aber erst, wenn wirklich viel zu viel davon da ist. Andererseits gibt es sehr viele Männer, die Damen mit Rubensfigur lieben. Sie schätzen eben dieses Mehr an Weiblichkeit. Die Schönheit liegt in den Augen des Betrachters, und die „love handles“, die auf Deutsch „Hüftspeck“ genannt werden, gelten als sexy. Wir sind attraktiv, wenn wir uns selbst attraktiv finden. Wenn wir uns akzeptieren, wie wir eben sind. Wir müssen nicht einem Schönheitsideal entsprechen, das in freier Wildbahn eigentlich nie anzutreffen ist. Und von den Damen nur sehr schwer über die Zeit gerettet werden kann.

Wenn wir uns aber schon einmal dazu entschlossen haben, abzunehmen, ist klar, dass wir uns nicht sonderlich sexy finden. Sonst müssten wir nicht abspecken. Aber denken wir einmal an den richtigen Stellenwert der Figur in einer Beziehung. Sie ist eher nebensächlich. Andere Werte sind viel wichtiger.

Der Mund spielt im Sexualverhalten eine große Rolle. Es beginnt mit dem Ansprechen des auserwählten Partners. Dann geht man gemeinsam Essen. Schließlich bekommt der Mund beim Küssen eine wichtige Schlüsselposition. Der Mund ist auch ein Sexualorgan. Und obendrein ist Oralverkehr gefährlich, das wissen wir seit Bill Clinton. Dieser frühere Präsident der Vereinigten Staaten von Amerika (1993-2001) kam in arge Turbulenzen, als er zugeben musste, mit seiner Praktikantin Monica Levinsky Oralverkehr gehabt zu haben, und das nur passiv.

Oralverkehr wird von ihm strikt von Sexualverkehr unterschieden, was eine eigenwillige Ansicht ist, der sich auch nur wenige Amerikaner anschließen konnten. Gefährlich ist er aber wegen der möglichen Gefahren durch die Keime im Mund der oder des Aktiven!

KALORIENVERBRAUCH

In einer **Viertelstunde** verbrauchen wir etwa **so viele Kilokalorien** bei

● Leichter Arbeit	☞	**25**	● Gehen	☞	**65**
● Fernsehen	☞	**25**	● Rad Fahren	☞	**100**
● Bügeln	☞	**35**	● Laufen	☞	**170**
● Mittelschwerer Arbeit	☞	**35**	● Sex	☞	**150**
● Putzen	☞	**65**			

Eine Pizza bringt 700 kcal (Pizza Margherita, 330 Gramm). Mit dem Energiegehalt einer Pizza kann man also 5 Stunden bügeln, fast 2 Stunden Rad fahren oder 75 Minuten Sex haben.
Sie haben die Wahl.

Notwendigkeit eines neuen Weges

Viele Menschen haben resigniert. Sie haben das Gefühl, sie könnten nie mehr schlank werden. Sie haben keine erträgliche, leicht machbare Möglichkeit gefunden, ihr Figurproblem in den Griff zu bekommen. Es geht in erster Linie darum, seinen Körper wieder unter seine eigene Kontrolle zu bringen. Es lassen sich nur Sachen verändern, auf die man Einfluss hat. Man kann nur sein eigenes Verhalten ändern. Und man kann seine eigene Einstellung zu Sachlagen und Umständen verändern, die man selbst eben nicht beeinflussen kann.

Wir können nur unser Verhalten ändern, aber nicht unsere Biologie. Die Art, wie unser Körper funktioniert, lässt sich nicht verändern. Unser Stoffwechsel funktioniert seit mehr als 2,5 Millionen Jahren gleich. Aber wir können seine Funktionsweise besser verstehen und unser Verhalten sinnvoll darauf einstellen. Es geht anfangs gar nicht ums Abnehmen. Man muss das Gefühl wiedergewinnen, die Kontrolle über seine Figur zu haben. Wir brauchen die Sicherheit, den eigenen Körper zu beherrschen. Selbstkontrolle zu haben bedeutet, mit dem Angebot an Nahrung richtig umgehen zu können. Es gibt immer zu viel von irgendwelchen Nahrungsmitteln. Die modernen Lebensmittel werden nie knapp. Das Einzige, was knapp werden kann, ist die eigene Kasse. Man muss die Selbstkontrolle wiedererlangen. Dazu ist es notwendig, aus dem Ernährungszwang herauszukommen.

Dann ist es leichter, intelligent schlank zu werden und glücklich dünn zu bleiben. Wieder dünn werden muss genauso multifaktoriell und vielschichtig gesehen werden wie das Zunehmen.

Wie soll man jetzt vorgehen? Dazu die Geschichte von den Handwerkern: Stellen Sie sich folgende Situation vor: Es tropft in ihrem Wohnraum von der Zimmerdecke. Der Boden ist schon nass, es ist eine kleine Lacke entstanden. Und nun nehmen Sie die Hilfe von Handwerkern in Anspruch. In dieser Geschichte wird auf die Honorarforderungen der Professionisten nicht eingegangen. Der erste Handwerker stellt einen Eimer unter die tropfende Stelle. Er hat geholfen. Der Zustand gefällt Ihnen aber auf Dauer nicht. So rufen Sie den nächsten Handwerker. Der legt eine Leitung vom Eimer zu ihrem Abfluss. Auch er hat geholfen. Wie vorher, der erreichte verbesserte Zustand reicht Ihnen nicht. Der nächste kommt. Er schließt die Wohnung über Ihrer auf und sieht dort, dass ein Handtuch den Abfluss am Boden des Badezimmers verlegt. Er entfernt das Handtuch und Ihnen ist geholfen. Der Zustand ist so weit verbessert, dass Ihre Wohnung trocken ist, aber es stört Sie noch das Geräusch des fließenden Wassers in der Leitung. Der nächste Handwerker kommt und geht wieder in die obere Wohnung, erkennt, dass das Wasser aus dem Waschbecken rinnt und dreht den Wasserhahn einfach zu. Er war der beste. Hätten Sie den doch gleich geholt. Aber schauen wir einmal genauer: Wäre der letzte als erster gekommen, hätte er vielleicht genauso gehandelt wie der erste Handwerker, einfach, weil sein Informationsstand ein anderer war. Er hatte es am leichtesten, weil alle anderen Versuche schon gemacht waren.

Diese Geschichte hat uns Medizinstudenten damals ein Hochschulprofessor erzählt. Er hat die Handwerker mit Ärzten verglichen, die einem Kranken helfen wollen. Hier sind die Ursachen natürlich nicht so leicht zu erkennen wie in unserem Beispiel von den Handwerkern, aber es gibt Parallelen. Der Letzte ist auch da der Beste, weil andere Versuche nicht ausreichend geholfen haben. Und eine weitere Lehre aus dieser Geschichte ist, dass man unbedingt erst die Ursache ergründen soll, bevor man irgendwelche Versuche zur Besserung eines Zustandes unternimmt.

Im ersten Teil dieses Buches haben wir die Ursachen ergründet, die zu unserer heute überall weitverbreiteten hochgradigen Fettleibigkeit führen. Wir haben nun die Möglichkeit, aufgrund dieses Wissens Verhaltensmaßregeln zu entwickeln, die uns das Entrinnen aus dem Teufelskreis der Fehlernährung, der Menschenmast, ermöglichen. Das lässt sich erreichen, in dem wir auf die einzelnen Faktoren eingehen. Wir wollen unserer Idealfigur näher kommen. Wir wollen sie in uns wiederfinden. Am besten ohne allzu große Mühe, relativ rasch und ohne dauernd komplett missgestimmt zu sein. Im Folgenden werden die Ausbruchswerkzeuge aus der Zwangsmast vorgestellt.

Im Übungsteil werden Vorgangsweisen vorgestellt, die das Umsetzen dieser Werkzeuge im Alltag ermöglichen.

Ausbruchswerkzeuge aus dem Teufelskreis

Problemkreis Kohlenhydratreiche Nahrung

Wir sind schon wieder hungrig, weil die Kohlenhydrate einen Masteffekt haben.
Gegenmaßnahmen:

☞ **Geschmacklose Vielfachzucker vermeiden**
☞ **Eigenen Traubenzucker selbst erzeugen**
☞ **Süßen Zucker bewusst genießen**

Problemkreis Nicht artgerechte Nahrungsmittel

Wir sind nicht satt, weil wir unbekannte Nahrungsmittel aufnehmen und dadurch das Sattgefühl falsch programmiert ist.
Gegenmaßnahmen:

☞ **Wahren Hunger erkennen**
☞ **Satt lernen**
☞ **Appetit richtig deuten**
☞ **Echten Geschmack suchen**

Problemkreis Kauen

Wir sind nicht satt, weil zu wenig gekaut wurde.
Gegenmaßnahmen:

☞ **Länger kauen ist länger genießen**
☞ **Zahngerechte Ernährung macht Sinn**

Problemkreis Unnatürliche Essenszeiten

Wir wollen schon wieder essen, weil wir es so gewohnt sind.
Gegenmaßnahme:

☞ **Neue Muster annehmen**

Problemkreis Künstliches Umfeld

Wir wollen schon wieder essen, weil essen glücklich macht und so eine Abhängigkeit entstanden ist.
Gegenmaßnahme:

☞ **Original fühlen**

Problemkreis Kohlenhydratreiche Nahrung

☞ Geschmacklose Vielfachzucker vermeiden

Aus den bisher erarbeiteten Erkenntnissen ist bekannt, dass Kohlenhydrate von zum Fettansatz neigenden Menschen mit Vorsicht zu genießen sind. Menschen, die zur Korpulenz neigen, sind sogenannte gute Futterverwerter. Gerade die guten Futterverwerter sollten genau aufpassen, welches Futter sie verwerten wollen. Vermeiden Sie kalorienreiches Kraftfutter auf der Basis von Kohlenhydraten. Überlassen Sie das Kraftfutter den Sportlern. Aber dazu muss man die Kohlenhydrate erst einmal erkennen.

Die einstmalige Suche nach versteckten Zuckern mutet geradezu lächerlich an gegen die Zuckerfunde in den Beilagen und Broten. Das bißchen Zucker, bis zu 20 Prozent im Ketchup oder im Coca Cola, ist direkt bescheiden im Vergleich zu fast 100 Prozent im Mehl oder Knäckebrot. Man hat den Wald vor lauter Bäumen einfach nicht gesehen. Oder man wollte ihn nicht sehen. Besser kann man Zucker nicht verstecken. Einerseits sagen viele Ernährungswissenschafter: Vermeidet Zucker! Und dieselben Leute empfehlen, 50 Prozent des Tagesbedarfes an Energie mit Kohlenhydraten zu decken. Das ist in etwa so als würden Ärzte vor Acetylsalicylsäure warnen, aber gleichzeitig Aspirin empfehlen. Zum besseren Verständnis: Aspirin besteht aus Acetylsalicylsäure.

So wird das gemacht, eine andere Bezeichnung und schon ist alles in Ordnung. Verschleiern und nicht ausreichend informieren. Wie sagte schon Hans Krailsheimer: „Das Gefährliche an Halbwahrheiten ist, dass immer die falsche Hälfte geglaubt wird." Es ist wichtig, die Kohlenhydrate als Zucker zu bezeichnen! Der Zucker wird als gesundes Lebensmittel getarnt.

Was kann man nun gegen die Überschwemmung mit Zucker in den Kohlenhydraten tun? Es bleiben nur zwei Möglichkeiten: **vermeiden oder rationieren!** Das klingt sehr schmerzlich. Da wird uns etwas wirklich Feines fehlen. Wir glauben ja, dass uns die Kohlenhydrate gut schmecken. In jeder Darreichungsform schmecken sie uns. Als Nudeln, als Brot, als Reisgericht, in Form von Beilagen wie Kartoffeln, Knödel oder Reis.

Aber stimmt das? Wie schon beschrieben, schmecken Vielfachzucker nach gar nichts. Stärke und Gykogen sind nicht wasserlöslich, deswegen schmecken sie weder süß noch nach sonst irgendetwas. Was schmeckt uns dann eigentlich? Die Soßen? Die Gewürze? Geht es nicht vielleicht um etwas anderes, etwa um das Mundgefühl? Versuchen wir es. Wir können leicht beweisen, dass die langkettigen Kohlenhydrate, die Vielfachzucker, geschmacklos sind. Ein kleiner Versuch: Kosten Sie Mehl. Ein kleines Löffelchen mit Mehl, in den Mund damit. Na, wie schmeckt es? Geschmacklos, pampfig, dumpf, trocken. Widerlich direkt. Vermischen wir dieses Mehl mit Eiern und Salz, wird daraus ein Nudelteig. Wonach kann der jetzt schmecken? Eben nur nach Ei und Salz, das Mehl schmeckt immer noch nach gar nichts. Wenn nach einer Stunde der Nudelteig geschnitten und gekocht wird, ist das Mehl mit Wasser gequollen und das Ei geronnen, schmecken kann das Mehl immer noch nicht. Deswegen isst kaum jemand Nudeln ohne alles. Man nimmt nun irgendeinen Geschmacksträger, eine Soße, und gibt sie zu den Nudeln. Dann schmeckt das Ganze schon wesentlich besser. Es ist essbar geworden.

Aber denken wir daran: Bei Nudeln schmeckt nur die Soße. Oder die dem Nudelteig zugegebenen Gewürze. Die Nudel selbst ist bis auf Ei und Salz geschmacklos. Deswegen kann man sich an Nudeln auch nicht überessen. Geschmacklose Nahrungsmittel entziehen sich diesem Schutzmechanismus des Körpers. Nudeln können täglich mehrmals gegessen werden, in verschiedenen Formen, mit unterschiedlichen Geschmacksvariationen, die aber alle nicht aus der Nudel selbst kommen. Das Mundgefühl ist wichtiger: weich, schlatzig, schleimig, warm. Die richtig zubereitete Nudel ist im Kern bissfest, also al dente, wieder einmal etwas für den Zahn, diesmal auf Italienisch. Der Geschmack kommt vom Sugo oder wenn die Nudel als Beilage serviert wird vom Hauptgericht.

Brot besteht zu einem Großteil ebenfalls aus Mehl. Hier sind die Mehlsorten variationsreicher, aber ein deutlicher Geschmacksunterschied zwischen Weizenmehl und Gerstenmehl besteht nicht. Brot wird aus folgenden Zutaten erzeugt: Mehl, Salz, Wasser und ein Backtriebmittel, das den Teig aufgehen lässt. Daher kommen die kleinen Bläschen im Brot. Das Triebmittel ist meist Hefe, in Österreich Germ genannt, und Sauerteig. Sauerteig entsteht aus Teig, der lange genug liegen gelassen wurde und somit sauer geworden ist. In ihm leben Hefepilze und Milchsäurebakterien, die gemeinsam Gase ausscheiden, die ihrerseits wieder die Bläschen im Brot bilden. Keine Angst, diese Gase sind hauptsächlich Kohlendioxid!

Kaum jemand isst bloßes Brot des Geschmackes wegen. Brot hat keinen besonderen Geschmack. Weißbrot wird beim Weinverkosten genommen um den Geschmack wieder auf Null zu stellen, zum Neutralisieren. Schwarzbrot ist etwas geschmacksintensiver, aber auch hier steht das Erleben des Mundgefühls im Vordergrund: etwas Weiches in harter Schale. Was kann das nun früher einmal gewesen sein, was uns so geschmeckt hat? Man kann leider nur mehr Vermutungen über die Urstoffe anstellen. Waren es vielleicht Weichtiere oder heute als unappetitlich empfundene Innereien? Andererseits kommen Knollen, Obst, Gemüse oder Früchte in Frage. Brot ist also wie die meisten Kohlenhydrate eine Sättigungsbeilage, aber kein Feinschmeckerartikel. Das wird Brot erst dann, wenn man dem Teig Nüsse, Oliven, Datteln, Speck oder Schinken beimischt. Man kann auch schmackhafte Nahrung auf das Brot geben, damit es nach etwas schmeckt. Beim Butterbrot schmeckt uns dann eben die Butter, beim Wurstbrot die Wurst, beim Honigbrot der Honig. Auch Käse macht Brot schmackhaft, er wird auch oft geschmolzen auf den Teigling gebracht, so entstehen Käsestangerln. Streichkäse ist beliebt, mit mehr oder weniger Knoblauch. Das Brot dient nur als Träger der Geschmacksträger. Brot ist ein

Magenfüller mit fett machender Zuckerwirkung.

Im Prinzip ist die Sache mit dem Geschmack bei allen Speisen gleich, die mit Mehl zubereitet werden. Mehlspeisen sind Speisen, die zum größten Teil aus Mehl bestehen. Hier finden wir dann auch den **salzigen Zucker**. Das ist ein Backwerk, das aus Kohlenhydraten besteht und gesalzen wird und somit auch salzig schmeckt. Salzstangerln, Brezeln und Soletti zum Beispiel. Eine Mehlspeise kann süß schmecken, sie muss aber nicht süß sein, sie besteht trotzdem aus bis zu 100 Prozent Zuckermolekülen!

NAHRUNGSMITTEL AUF MEHL-BASIS

☞ Brot	☞ Zwieback	☞ Germknödel	☞ Brezeln
☞ Semmel	☞ Semmelwürfel	☞ Marillenknödel	☞ Salzstangerln
☞ Jede Panier	☞ Semmelbrösel	☞ Pudding	☞ Grissini
☞ Einbrenn	☞ Pfannkuchen	☞ Kasnudeln	☞ Backerbsen
☞ Nockerln	☞ Frittaten	☞ Lasagne	☞ Brioche
☞ Knäckebrot	☞ Palatschinken	☞ Soletti	

Bestimmt fallen Ihnen noch viele Speisen ein, die als Hauptbestandteil Vielfachzucker in Form von Getreidemehl haben. **Getreide oder Getreideteile** finden wir beispielsweise auch in
Müsli - Vollkornbrot - Griesbrei - Griesnockerl

Und noch in einigen Lebensmitteln, in denen wir es weniger leicht erkennen können.
Im Speiseeis, im Joghurt, in allen Nahrungsmitteln, die Verdickungsmittel enthalten.
Um das zu erkennen, muss man die Aufschriften genau lesen. Diese Verdickungsmittel bestehen auch aus Stärke. Toller Doppelsinn der Bezeichnung dieser Stoffklasse, der wohl eher nicht beabsichtigt ist. Sie werden verwendet, weil sie nach nichts schmecken und so den Grundgeschmack der Speisen nicht stören. Ihre einzige Funktion ist, dass sie die Speisen dickflüssiger, cremiger machen. Aber leider verdicken sie zusätzlich die arglosen Esser!

Das Gleiche wie bei den Getreidesamen findet sich im Mais. Auch dieses Samenkorn besteht hauptsächlich aus Stärke, die meist verbreitete Zuckerspeicherform.
Mais oder Teile dieser Kornsorte sind in **Corn Sirup - Cornflakes - Nachos.**

Der Samen der Reispflanze enthält ebenfalls hauptsächlich Stärke. **Reis oder Teile davon** finden wir in **Rice crispies - Reisauflauf - Risotto - Sushi - Glasnudeln - Risi Pisi.**

Neben der Tomate ist die Kartoffel das beliebteste Nachtschattengewächs. Ihr Speicherorgan in der Erde ist der Erdapfel, hat aber viel mehr Vielfachzucker in Form von Stärke als der Apfel wohlschmeckende Einfachzucker enthält.
Kartoffeln oder Teile enthalten **Pommes frites - Pringles - Chips - Zwetschkenknödel - Rösti - Röstkartoffeln - Kartoffelpüree - Kartoffelknödel - Kroketten - Erdäpfelsalat.**
In dieser langen Liste von zu meidenden Nahrungsmitteln sind sicher viele, die Sie mögen. Aber versuchen Sie, zu ergründen, was es an den Lebensmitteln ist, das Sie mögen. Es ist sehr hilfreich, diese Speisen aus ihrem Umfeld zu lösen und sie in anderer Form zu kosten. Lassen Sie Brot, Baguette, Grissini und andere feine knusprige Dinge einfach einmal abliegen. Und versuchen Sie sie nach zwei Tagen Aufenthalt außerhalb der Verpackung. Oder auch Soletti. All das wird eine weitgehend geschmacklose, zähe Masse, die im Mund immer mehr wird. Deswegen nimmt man auch sogenannte kaubare Semmeln bei der F.X.-Mayer-Kur zu sich, die schon gut abgelegen sind und nicht frische, knackige. Die kann man eben nicht gut kauen, weil sie ja zerfallen.

Nehmen Sie einmal Nudeln zu sich, ohne alles, ohne Butter, Sugo, Ketchup oder was immer Sie sonst zum Nudelwürzen verwenden. Und das Gleiche mit Reis oder Kartoffeln, ohne Salz, Butter oder Sojasauce. All diese Sachen schmecken fad, leer, zum Abgewöhnen. Genau darum geht es: Gewöhnen Sie sich dieses Kraftfutter ohne Geschmack ab. Es wird Ihnen schnell besser gehen.

Wie heißt es so schön im Volksmund? „In der Not isst man die Wurst auch ohne Brot." Man kann den Zustand der **Fettleibigkeit durchaus als Notfall für den Stoffwechsel** betrachten. So gesehen herrscht Not im Körper. Da kann man schon auf Brot verzichten. Die Wurst soll bleiben.

Würzen kann man alles, es müssen nicht nur die Nudeln sein. Es gibt genügend weitgehend geschmacksneutrale Gemüsesorten wie beispielsweise große Zucchini, Rüben, Gurken, Kürbisse und Melonen. Der vorteilhafte Umstand kommt hinzu, dass durch Veränderungen der jeweiligen Garzeit die Bissfestigkeit variiert werden kann. Auch die Größe der Einzelstücke kann das Mundgefühl beeinflussen. Und der Tofu nicht zu vergessen. Der besteht aus Soja, einer eiweißreichen Bohnenart. An sich ein guter Ansatz, aber wegen des hohen Gehaltes an Phytoöstrogenen leider für uns schon derzeit sehr belastete Männer nicht wirklich gut geeignet. Andererseits hält der ebenfalls hohe pflanzliche Östrogengehalt des Bieres uns Männer auch nicht vom Konsum dieses Getränkes ab. Für Damen ist Soja eine sehr gute Alternative. An sich von den Vegetariern vereinnahmt, ist er als Basis für schmackhafte Soßen keineswegs tabu. Gänse werden mit Nudeln gestopft, das heißt in tierquälerischer Weise wird ihnen weiter Nahrung in den Schlund gestopft. Freiwillig würden die armen Tiere nie solche schädlichen Mengen zu sich nehmen. Wir Menschen tun das freiwillig, aber eben unwissentlich. Nun wissen Sie es. Lassen Sie sich nicht weiter stopfen.

☞ Eigenen Traubenzucker selbst erzeugen

„Nein Danke, Zucker habe ich selber", sagte ein zuckerkranker Freund anlässlich seines Besuches beim Kaffeetrinken, als ihm die Zuckerdose gereicht wurde. Das stimmte damals, er hatte seine Alterszuckerkrankheit, Diabetes Typ 2. Und sollte also keinen überflüssigen Zucker zu sich nehmen. In seinen scherzhaften Worten steckt obendrein eine wichtige Wahrheit. Wenn wir keinen Zucker aus der Nahrung bekommen, machen wir ihn uns selbst. Unser Körper kann im Rahmen der Glukoneogenese selbst Traubenzucker herstellen. Mindestens 200 Gramm täglich werden benötigt, zur Versorgung des Gehirnes und der roten Blutkörperchen. 100 Gramm davon werden beim Fasten durch Verwendung anderer Energieträger eingespart. Aber die anderen 100 Gramm Glukose werden dringend gebraucht und somit vom Körper neu erzeugt. Das erfordert viel Energie. Drei Mal so viel wie es bringt. Die Herstellung unseres körpereigenen Zuckers erfolgt in der Leber.

Noch ein wichtiger Umstand: Alkohol verhindert die Neubildung von Zucker in der Leber. Sehr vereinfacht ausgedrückt ist es so, dass der Körper Fett verbrauchen muss, um Zucker herzustellen. Das tut er wie gesagt nur dann, wenn es gar nicht anders geht, also wenn über die Nahrung kein Zucker aufgenommen wird. Wohl gemerkt, kein Zucker, also auch kein Zucker in Form von Vielfachzuckern, also Kohlenhydraten. Diese Leistung unseres Stoffwechsels können wir uns zunutze machen. So können wir unser körpereigenes Vorratslager abbauen. In einer Zelle kann Zucker entweder abgebaut oder erzeugt werden. Beides gleichzeitig geht nicht.

Also ist es wichtig, dass weniger als 100 Gramm Zucker pro Tag mit der Nahrung aufgenommen werden. Es spielt dabei gar keine Rolle, ob dieser aufgenommene Zucker aus Nudeln, Brot, Coca Cola, Kuchen oder anderen Nahrungsmitteln kommt. Für den Stoffwechsel ist jeder verwendbare Zucker gleich viel wert. Es ist auch nicht entscheidend, ob man hungrig ist oder nicht. Mit anderen Worten: Sie können essen, was Sie wollen, solange es keinen Zucker enthält, egal in welcher Form. Und, wie schon oft erwähnt, Vorsicht: **Der meiste Zucker, den wir zu uns nehmen, schmeckt nicht süß.** Er steckt in Kartoffeln, Nudeln, Reis, Brot und anderen Kohlenhydraten.

Wie viel sind jetzt 100 Gramm Zucker? Anschaulich ist die Menge, wenn wir 25 Stück Würfelzucker vor uns hinlegen. So wenig ist das gar nicht. So viel nehmen wir doch nie pro Tag Zucker zu uns. Wahrscheinlicher wird es schon, wenn wir uns die gleiche Menge in Kohlenhydraten anschauen: Das sind zum Beispiel 121 Stück ungekochte Spaghetti Nr. 5 von Barilla. In etwa so viel wie eine Portion Spaghetti. Das packen wir leicht, und sind dann immer noch bereit, weiterzuessen. Wenn mehr als diese Menge pro Tag an Kohlenhydraten gegessen wird, baut der Körper sicher keinen Zucker selbst auf, weil er ja keine Veranlassung dazu hat. Das hat jetzt mit Kalorien und Hunger nichts zu tun. Wie wir schon wissen, können wir genug Energie aufgenommen haben und immer noch hungrig sein, und andererseits gibt es auch die Möglichkeit, sich satt zu fühlen und immer noch Energie zu brauchen. Diese Situation muss herbeigeführt werden, um abzunehmen. Abnehmen ohne Hunger geht nur so. Wenn wir unter 100 Gramm Zucker pro Tag bleiben, wird Zucker erzeugt. Ob wir satt sind oder nicht. Und wir können gerne satt sein, aber eben nicht von irgendwelchen Kohlenhydraten. David Mendosa hat eine Liste von Nahrungsmitteln im Internet veröffentlicht, die nur eine geringe Insulinausschüttung hervorrufen.

ZUM SATTESSEN

Diese Nahrungsmittel enthalten sehr wenig Kohlenhydrate.
Mit diesen Nahrungsmitteln darf man sich satt essen:

FISCH & FLEISCH

- ✓ Alle Fleischsorten
- ✓ Alles vom Fisch
- ✓ Kaviar
- ✓ Krabben
- ✓ Hummer
- ✓ Shrimps

GETRÄNKE

- ✓ Wasser
- ✓ Tee
- ✓ Kaffee

OBST

- ✓ Avocados
- ✓ Himbeeren
- ✓ Erdbeeren

GEMÜSE

- ✓ Spargel
- ✓ Rucola
- ✓ Grüne Bohnen
- ✓ Bambussprossen
- ✓ Mangold
- ✓ Broccoli
- ✓ Rosenkohl
- ✓ Kohl
- ✓ Blumenkohl
- ✓ Sellerie
- ✓ Gurke
- ✓ Auberginen
- ✓ Endivien
- ✓ Fenchel
- ✓ Kopfsalat
- ✓ Pilze
- ✓ Oliven
- ✓ Paprika
- ✓ Radicchio
- ✓ Radieschen
- ✓ Rhabarber
- ✓ Sauerkraut
- ✓ Zwiebeln
- ✓ Spinat
- ✓ Tomaten
- ✓ Rüben
- ✓ Kohlrabi

EIER & MILCHPRODUKTE

- ✓ Butter
- ✓ Buttermilch
- ✓ Cheddarkäse
- ✓ Gouda
- ✓ Edamer
- ✓ Topfen
- ✓ Eier
- ✓ Milch
- ✓ Ricotta
- ✓ Quark
- ✓ Sojamilch
- ✓ Joghurt

Eine sehr reiche Auswahl also. Die Zubereitung hat keinen großen Einfluss, nur das Panieren muss vermieden werden, weil die Semmelbrösel Vielfachzucker sind. Es sollte für alle leicht möglich sein, ohne Kohlenhydrate satt zu werden. Hat jemand Bedenken, dass sein Stoffwechsel die Grundversorgung mit Zucker nicht zustande bringen könnte, soll er einfach eine kleine Tafel Traubenzucker immer bei sich haben, und diese im Falle einer Schwächeattacke zu sich nehmen. Das reicht auch beim Diabetiker, wenn er merkt, dass sein Blutzucker zu stark absinkt. Aber keine Angst, der Körper schafft das mit der Zuckerproduktion. Er ist genau dafür gebaut worden. 2,5 Millionen Jahre hat es so funktioniert, es funktioniert sicher auch heute noch. Und die Befürchtung, dass ohne Insulin der Traubenzucker nicht in das Gehirn gelangen kann, ist unbegründet, weil Glukose ohne Insulin in Gehirn und Blutkörperchen eintreten kann. Es braucht das Insulin, damit der Traubenzucker in den Muskel und ins Fettgewebe hinein kann.

☞ Süßen Zucker bewusst genießen

Das Supermodel Kate Moss hat wiederholt, was die kleine Dorothy im Zauberer von Oz gesagt hat: „Nichts schmeckt so gut wie es sich anfühlt, schlank zu sein." Ihre gute Figur ist ihr Berufswerkzeug, ganz so extrem wird es bei uns Normalos nicht sein. Mir schmeckt Zucker sehr gut. Ihnen wahrscheinlich auch. Zucker schmeckt uns aus biologischen Gründen, wie bereits erklärt. Wir sollten auch beim Reduzieren unserer Vorratslager, die wir mit uns herumtragen, aus psychohygienischen Gründen nicht ganz auf den Reiz des Süßen verzichten.
Ein bisschen Freude und guter Geschmack sollte schon sein. Ich halte es so, dass ich in Abnehmphasen empfehle, den Zuckerkonsum (wohlgemerkt wohlschmeckender, ein- bis zweigliedriger, süßer Zucker) auf ca. 35 Gramm täglich einzuschränken. Das sind geschätzt etwa 10 Stück Würfelzucker pro Tag. Das reicht für ein paar süße Getränke, fünf Tassen mit jeweils einem Stück Zucker, und ein bisschen Naschen. Man kann auch eine Tafel Schokolade zu 100 Gramm mit mindestens 70 Prozent Kakaoanteil essen. Mehr Süße erzielt man aus der gleichen Menge, wenn es sich um Staubzucker handelt. 35 Gramm Staubzucker sind eine ganze Menge, damit lässt sich ein Tag gut versüßen. Der Staubzucker hat eine große Oberfläche, weil er als Pulver fein verrieben worden ist. Deswegen löst er sich leichter auf und schmeckt schneller und stärker süß.

Wenn wir Süßes wollen, könnten wir auch Obst nehmen. Reifes Obst und keine Bananen. Obst hat maximal etwa 15 Prozent Zucker und schmeckt schon sehr süß. Ein Apfel mit 100 Gramm enthält 10 Gramm Zucker. Erdbeeren, Heidelbeeren, Himbeeren, Brombeeren und Ribiseln oder Johannisbeeren haben weniger Zucker. Auch Orangen und Papayas kann man essen, ohne dass zu viel Zucker aufgenommen wird. Aber insgesamt eben auch nur 35 Gramm pro Tag. Nachdem dann die überzähligen Kilogramme weggeschmolzen und verbraucht worden sind, kann wieder viel mehr Zucker genossen werden. Um die Glukoneogenese aufrechtzuerhalten, kann man weiterhin die Zuckeraufnahme auf 80 Gramm beschränken. Das ist mehr als zwei Mal so viel wie in der Reduktionsphase und sollte keinen unglücklich lassen. Die entsprechende Menge von 22

Stück Würfelzucker ist reichlich bemessen, um die Freuden des Süßen zu genießen.

Wenn schon süß, dann sollte es echter Zucker sein und kein Süßstoff. Süßstoff bringt den Körper durcheinander. Er erwartet Zucker, weil es nach Zucker schmeckt, es wird vorsorglich Insulin ausgeschüttet, aber es kommt kein verwertbarer Zucker daher. Der Zucker, der durch das Insulin aus dem Blut in Muskeln und Fett entsorgt wurde, fehlt nun. Und so werden wir wieder grundlos hungrig.

2. Problemkreis Nicht artgerechte Nahrungsmittel

Unsere Körperempfindung ist der beste Leitfaden für die Ernährung. Es braucht zur richtigen Ernährung eigentlich nur zwei Gefühle: Hunger und Appetit. Der Hunger zeigt, wann und wie viel gegessen werden muss. Der Appetit gibt an, welche Nahrung gerade gebraucht wird. Diese beiden Körperempfindungen werden heute durch viele Einflüsse gestört. Wir müssen sie wieder richtig einstellen. Dazu die folgenden Anregungen:

☞ Wahren Hunger erkennen

Unser Gehirn ist so aufgebaut, dass die Körperfunktionen, die wichtig für unser Überleben sind, von den entwicklungsgeschichtlich ältesten Gehirnteilen gesteuert werden. Der Hirnstamm ist für unser Triebleben zuständig. Er hat eine geistige Reife vergleichbar mit der von Amphibien und Reptilen, also Fröschen und Krokodilen. So wird unsere Nahrungsaufnahme, Sexualität, Atmung und Fluchtverhalten gesteuert. Der Hirnstamm nimmt keine Rücksicht auf äußere Umstände, seine Anordnungen werden vorrangig und bedingungslos erfüllt. Wenn das Krokodil hungrig ist, frisst es alles, was da ist.

Das würden wir auch gerne genauso machen. Dieser Ernährungstrieb aus dem Stammhirn ist **unser wohlbekannter innerer Schweinehund**. Da kommt er also her. Er wäre ja gar kein so übler Geselle, man hätte viel Spaß und Freude mit ihm. Wenn wir nicht durch die jüngeren Gehirnteile daran gehindert würden. Unser Großhirn bemüht sich ständig um Triebunterdrückung. Aber der überlebenswichtige Trieb zur Nahrungsaufnahme bleibt sehr bestimmend. Und wenn der Trieb meint, dass man hungrig ist, dann muss irgendeine Nahrung aufgenommen werden. Was wir nun lernen müssen, ist, mit dem Trieb besser umzugehen. Am besten geht das, indem wir den inneren Schweinehund ein wenig dressieren. Das machen wir mit Belohnungen. Wir halten ihn bei Laune, lassen ihn nie richtig wild werden.

Wir müssen den wahren Hunger aber erst einmal erkennen lernen. Wir haben es verlernt, Hunger zu empfinden. Der Hunger ist vom Fehlen des Voll-Gefühls abgelöst worden. Wir essen meist bereits wieder, wenn der Magen nicht mehr voll ist. Was ist wahrer Hunger wirklich? Es ist derjenige Hunger, der auftritt, wenn der Körper zu wenig Energie zur Verfügung hat. **Hunger ist, wenn wir etwas essen würden, was uns eigentlich gar nicht schmeckt.** Also anders als heute, nicht zum Kühlschrank gehen und schauen, was man essen könnte, sondern einfach warten, bis man alles essen würde, was immer man findet. Das dauert natürlich ein bisschen. Und auch das Fehlen des Voll-Gefühls ist unangenehm, aber eben noch kein echter Hunger. Ein leerer Magen ist noch kein Hunger. Wie wir wissen, ist Hunger der beste Koch der Welt. Das sagt schon einiges über dieses heutzutage bei uns verschüttete Gefühl aus. Also weiter warten. Wir merken, wenn der Hunger da ist.

Das Folgende soll alle beruhigen, die das Gefühl haben, zu lange auf den Hunger warten zu müssen. Wir Menschen kommen ohne Probleme 40 Tage ohne Nahrung aus. Das hat sich bei den Fastenzeiten aller großen Religionen schon jahrtausendelang gezeigt. Und mit Übergewicht geht es natürlich noch viel länger.

Dazu folgende einfache Rechnung:
Wir brauchen pro Tag etwa 2000 Kilokalorien. Ein Kilogramm Fett bringt 9000 Kilokalorien. Ein Kilogramm Fett reicht für vier Tage. Mit 20 Kilogramm Plus kommen wir also locker 80 Tage aus.

Aber wir kommen nur drei Tage ohne Wasser aus. Trinken müssen wir also wesentlich öfter als essen. Wann wir trinken sollen, sagt uns der Durst. Durst ist dann, wenn der Mund trocken wird. Aber ein leerer Magen ist kein Durst. Hier gibt es eine Gefühlsverwirrung. Einerseits wird oft das Gefühl Durst mit Hunger verwechselt und es wird vom Verwechsler gegessen statt getrunken. Auf der anderen Seite wird oft empfohlen, viel zu trinken, um den Hunger zu reduzieren. Das geht nicht wirklich gut. Mit viel Flüssigkeit wird zwar der Magen gefüllt, aber nur für sehr kurze Zeit, die Flüssigkeit rinnt schneller weiter als Speisen. Und die Flüssigkeit macht nur voll, nicht satt.

Achtung Nahrung!
Vieles, was heute als Getränk verkauft wird, ist eigentlich ein Nahrungsmittel. Bei Bier wissen das viele, dunkles Bier ist ein hervorragendes Nahrungsmittel für Stillende. Für Schwangere ist es nicht zuträglich, es ist zu viel Alkohol drin. Ein gutes Getränk gegen Durst ist Wasser. Oder dünner Früchtetee. Schwarztees und Grüntees sind Aufputschmittel. Das in ihnen enthaltene Tein ist chemisch identisch mit Koffein. Kaum jemand würde mit Kaffee seinen Durst stillen. Mit Eistee (Iced Tea) tun das viele. Sogar Kinder. Endlich hyperaktiv! Milch ist auch ein Nahrungsmittel. Für neugeborene Rinder. Und alle die neuen Getränke wie Cola, Fanta, Sprite und ihre Me-too-Nachahmer sind von ihrem Zuckergehalt her gesehen ebenfalls als Nahrungsmittel anzusehen. Besonders gemein ist, dass sie durch ihren hohen Gehalt an Zucker nach dem Trinken schnell wieder ein Durstgefühl hervorrufen, weil der Körper die hoch konzentrierte Zuckerlösung wieder verdünnen will. Wenn er Pech hat, bekommt er mehr von den klebrigen

Flüssigkeiten und bleibt durstig.

☞ Satt lernen

Wir haben den wahren Hunger wiedererkannt. Und jetzt werden wir etwas essen. Aber nicht irgendetwas, sondern etwas aus der Positivliste der Nahrungsmittel, die im Anhang steht (In weiterer Folge nur mehr kurz „Die Liste“ genannt). Das haben wir vorbereitet, in kleinen Portionen. Und wir essen erst langsam eine kleine Portion. Und dann fühlen wir in uns hinein, ist der Hunger noch da? Wenn ja, dann nehmen wir noch so eine kleine Portion. Nach der Hälfte fragen wir wieder nach dem Hunger. Ist er jetzt noch immer da? Wahrscheinlich nicht. Also hören wir zu essen auf. **„SATT“ sein heißt wissen, wann mit dem Essen aufzuhören ist.** Es geht ums Aufhören.

Wenn es nach unserem ursprünglichen Trieb geht, hören wir mit dem Essen auf, wenn nichts mehr da ist oder wenn wir nichts mehr hinunterbringen. „Besser den Magen verrenkt, als dem Wirt etwas geschenkt!“, der Volksmund weiß, wovon er spricht. Es wurde eine bemerkenswerte wissenschaftliche Arbeit über dieses menschliche Verhalten geschrieben. Der Versuchsaufbau war so, dass die Suppenteller von Studenten ohne ihr Wissen während des Essens immer wieder nachgefüllt wurden. Die meisten haben das nicht bemerkt und so lange weitergegessen, bis alles weg war. Diese Erkenntnisse müssen beachtet werden.

Wenn wir essen und keinen Hunger mehr spüren, müssen die Essensreste aus unseren Augen, und zwar schnell. Der Rest auf dem Teller wandert in den Kühlschrank oder direkt ins Klosett, ohne Umweg über unser Verdauungssystem. Um der Versuchung, reinen Tisch bzw. Teller zu machen, leichter widerstehen zu können. Wenn jetzt der Hunger weg ist, sind wir noch nicht „VOLL“. VOLL sind wir, wenn wir nicht mehr können. Aber wir sind auf dem richtigen Weg zum Gefühl „SATT“. Und wie ist das Gefühl „SATT“ eigentlich? „SATT“ sind wir, wenn wir genug gegessen haben. Und das ist dann der Fall, wenn wir keinen Hunger mehr haben.

SATT ist, wenn wir nicht mehr weiteressen müssen. Obwohl wir vielleicht noch weiteressen wollen. Der innere Schweinehund aus dem Hirnstamm möchte verständlicherweise so lange weiteressen, bis nichts mehr da ist. So ist er genetisch programmiert. „Iss, so lange es etwas gibt!“ Das passt nicht mehr in unsere heutige Situation. Heute gibt es eben immer alles. Darauf sind wir genetisch nicht vorbereitet.

Wenn wir essen, sollten wir möglichst langsam essen. „SATT“ werden ist auch von der Zeit abhängig, die wir zum Essen verwenden. Nach etwa 20 Minuten essen ist man „SATT“, weitgehend unabhängig davon, wie viel man gegessen hat. Wenn man im Fast-Food-Restaurant in fünf Minuten bereits so viel aufgenommen hat, wie man braucht, um sich einen Tag lang mit Energie zu versorgen, ist man trotzdem noch eher hungrig. Essen wir dagegen eine halbe Stunde lang irgendetwas aus der Liste, sind wir sicher „SATT“.

Wir sollten nur von einer Speise „SATT“ werden. Das freut die Hausfrau. Und es macht es uns möglich, klar zu bestimmen, wann wir wirklich genug haben. Es entspricht auch eher unserem ursprünglichen Essverhalten. Wenn wir damals einmal ein Tier erlegt und zubereitet hatten, war es kaum wahrscheinlich, dass die Haus-, „Pardon“, Höhlenfrau dazu ein leckeres Wurzelgratin serviert hat. Man hat von dem gegessen, was da war, und zwar einerseits so lange, bis man nicht mehr konnte, und andererseits, bis nichts mehr da war. So wie heute bei einer Garantiefrist bei einem Auto. Es zählt der Umstand, der zuerst erreicht wird, entweder die Kilometerleistung oder die Jahresfristen.

☞ Appetit richtig deuten

Das zweite bestimmende Gefühl bei der Nahrungsaufnahme ist der Appetit. Der Appetit hat früher einmal der richtigen Auswahl der Nahrungsmittel gedient. In Erinnerung an vorher genossene Nahrung und unsere Körperreaktion auf den Genuss dieser Nahrungsmittel macht der Appetit Lust auf bestimmte Speisen. Der Appetit sitzt in einem entwicklungsgeschichtlich neueren Hirnareal, dem limbischen System. Das erlaubt dem Appetit, sich über den Hunger hinwegzusetzen, der ja in einem alten Hirnareal gesteuert wird.

Es hat ja durchaus vorkommen können, dass nach dem ausreichenden Genuss von Gemüsepflanzen sich auf einmal ein hochwertiges Nahrungsmittel wie etwa ein Bienenstock hat finden lassen. Der Honig ist dann noch zusätzlich gegessen worden. Das bedeutet, dass es keinen Hunger braucht, um weiteressen zu können. Genau das kennen wir ja. Es schmeckt uns, und wir essen solange es was gibt. Dieser Umstand macht den Appetit zum leichtsinnigen, unter Umständen bösen Bruder des Hungers. Heute gibt es immer und überall wohlschmeckende Nahrung. Wir brauchen aber kein weiteres Essen, um satt zu bleiben. Heute ist ein Mangel an vitalen Nährstoffen bei abwechslungsreicher Ernährung nicht mehr zu befürchten. Das einstmals wertvolle Instrument Appetit hat sich in einen gefährlichen Verführer verwandelt. **Emotionen steuern unser Verhalten stärker als der Intellekt.** Essen ist Lust und Vergnügen. Wir wissen, dass der Appetit beim Essen kommt. Das haben wir oft und oft bemerkt.

Der Appetit ist heute leider kein verlässliches Instrument zur Bestimmung dessen, was unser Körper braucht. Er ist überlagert von den über uns hereinbrechenden neuen Eindrücken. Die Geschmäcker sind verschieden, aber es ist sicher für jeden Geschmack etwas dabei. Die Nahrungsmittelauswahl wird überlagert von Sinneseindrücken, die mit der Wertigkeit der Nahrungsmittel nichts mehr zu tun haben. Diese Merkmale der Nahrung sind neu für unseren Organismus. Wir können sie nicht richtig deuten. Ein modernes Nahrungsmittel ist durchkomponiert, vom Aussehen, Geruch und Geschmack bis zur Serviertemperatur und zum Mundgefühl. Hervorragende Arbeit der Chemiker der Lebensmittelindustrie. Das ist ein schönes

Beispiel für eine Fehlinformation des Organismus. Die Menge entscheidet über den Genuss, das SATT-Sein wird unterdrückt. Es schmeckt uns, es ist gut gelungen, es macht uns Freude. Und es macht uns eben auch dick, so nebenbei. Und wir essen gerne, was uns die Werbung vorschlägt. Wir essen auch sonst mit Freude, was wir vorgesetzt bekommen, daheim, in der Kantine oder bei Einladungen.

Wie sollen wir dann mit dem Appetit umgehen? Er ist nur bei denjenigen Nahrungsmitteln verlässlich, die unser Organismus seit seinen Anfängen kennt.
Also bei den ursprünglichen Nahrungsmitteln, wie: Fleisch - Fisch - Eier - Pflanzen, ganz und ihre Teile, wie Gräser, Wurzeln, Blätter, Früchte und Samen. Nur bei diesen Lebensmitteln können wir dem Appetit vertrauen, sonst führt er uns unweigerlich auf die falschen Lebensmittel, einfach weil sie besser hergerichtet sind.

Der Appetit funktioniert aber auch noch anders herum. Sein Gegenteil ist der Ekel. Der kann erreichen, dass manche Nahrungsmittel trotz Hungers nicht gegessen werden. In abgeschwächter Form kennen wir Menschen als heikel, die manche Sachen einfach nicht mögen.

☞ Echten Geschmack suchen

Der Pandabär mag nur Bambusblätter, er frisst nichts anderes, auch wenn ihm Köstlichkeiten angeboten werden, verschmäht er sie und nimmt nur diese Blätter zu sich. Der Pandabär frisst den ganzen Tag, weil die Bambusblätter energetisch minderwertiges Futter darstellen. Wir Menschen machen das prinzipiell auch so. Wir müssen davon ausgehen, dass unser urzeitliches Nahrungsmittelangebot weitestgehend kalorienarm gewesen ist, in der Größenordnung von Grüngemüse. Samen und Früchte gab es auch nicht das ganze Jahr hindurch. Wir haben also gegessen, bis wir satt waren. Heute essen wir auch so lange, bis wir nicht mehr das Verlangen danach haben.

Aber wir Menschen haben dem Pandabären einiges voraus, vor allem die Neugier. Wir haben seit es uns gibt, gekostet, entweder selbst oder anderen zugesehen, wenn sie Neues gegessen haben. Wir probieren von allem, was uns essbar erscheint, und so ist unser Speisezettel wesentlich abwechslungsreicher geworden. Das hat in früheren Zeiten auch keine Rolle gespielt, weil alles, was zu haben war, nicht so energiereich gewesen ist. Das ist heute grundlegend anders geworden.

Bevor wir irgendetwas zu uns nehmen, prüfen wir es auf seine Tauglichkeit. Es muss sich richtig anfühlen, das Aussehen muss entsprechen und es muss gut riechen. Dann kommt die Zunge ins Spiel. Sie kann zwischen sechs Geschmacksarten unterscheiden: süß, sauer, salzig, bitter, fettig und umami. Süß schmeckt uns immer, bitter eher nicht, und die anderen Qualitäten mögen wir zeitweilig. Dann weiter in den Mund, hier kommt die Nase wieder ins Spiel und erkennt die feineren Geschmacksqualitäten. Diese sind meist recht schwer zu beschreiben und werden in Vergleichen bezeichnet, die meist von Fruchtaromen her kommen. Wenn alles passt, wird gegessen. Wir glauben, dass unser Geschmack uns vor Fehlern in der Nahrungsmittelauswahl bewahren kann. Dem ist leider nicht so. Womit der Organismus nicht rechnen konnte, ist die „Geschmacklosigkeit" der Gefahr.

Nicht süße Vielfachzucker, also die Kohlenhydrate, das sind Stärke, Glykogen und ähnliche Substanzen, sind ein Betrug am Körper. Niemandem schmeckt Stärke, weil Stärke völlig geschmacklos ist. Diese Geschmacklosigkeit ist ein Segen für die Nahrungsmittelindustrie. **Sachen, die keinen Geschmack haben, können auch niemandem nicht schmecken.** Und Geschmack lässt sich wunderbar imitieren. Für die Erzeugung von Geschmack gibt es die Gewürze und Aromen. Natürliche, naturidente und künstliche Aromen können jeden gewünschten Geschmackseindruck hervorrufen. Der Geschmack wird manipuliert, er wird verstärkt und verändert. Der Geschmack ist leider kein sicherer Anhaltspunkt mehr für Bekömmlichkeit. Auch der Geruch wird verändert, an die Vorlieben der Verbraucher angepasst. So wird unsere Körperfühlsphäre getäuscht und die Nahrungsmittelprüfung hintergangen. Leider rächen sich diese Betrügereien in kurzer Zeit. Getarnte Zucker täuschen unsere Wahrnehmung, aber die Verdauung und die Biochemie unseres Körpers lassen sich nicht überlisten.

Auf der Spur des fehlenden Geschmackes

Wenn sehr viel maskierter Zucker in Form von Kohlenhydraten gegessen wird, fragt sich unser Körper: Hier kommt viel Zucker, wo bleibt der süße Geschmack?

Ein alltägliches Beispiel:
Eine Portion Spaghetti wird eingenommen. Nun erfolgt im Darm die Aufspaltung des Polysaccharides Stärke zu Zucker und dieser wird ins Blut aufgenommen. Die Körpermeldung „Viel Zucker im Blut" passt nicht zum Geschmeckten, es fehlt etwas. Da ist wieder die uns schon gut bekannte Mastwirkung der Kohlenhydrate: Wenn Vielfachzucker gegessen werden, stellt sich bald eine hohe Blutzuckerkonzentration ein, der eine massive Insulinausschüttung folgt. Der Zucker wird in das Fettgewebe und die Muskulatur geschleust und es kommt zu einem Zuckermangel im Blut. Daraufhin setzt Hunger nach Süßem ein. Darum brauchen wir zum Kaffee am Nachmittag eine Süßspeise. Es kann biologisch unmöglich sinnvoll sein, so zu essen, dass die entstehende Überzuckerung durch die nachfolgende Insulinausschüttung in eine relative Unterzuckerung führt, die dann mit Süßem ausgeglichen werden muss.

Viele Geschmackskomponenten sind im Fett gelagert. Fett selbst hat unterschiedliche, charakteristische Geschmacksnoten. Manche schmecken uns besser, andere weniger gut. Um diesen Geschmacksvorlieben entsprechen zu können, hat man ein zusätzliches Instrument zur Kontrolle: die Temperatur der Speisen. Die Fette in den Nahrungsmitteln haben unterschiedliche Schmelzpunkte, und davon hängt ihre optimale Genusstemperatur ab. Viele Speisen werden möglichst heiß gegessen, damit das in ihnen enthaltene Fett besser schmeckt. Andere Fette werden bei höherer Temperatur nicht mehr als Fett erkannt. Manche Fette kann man nur heiß essen, wie zum Beispiel Rinderfett. Wenn dieses Fett zu wenig heiß gegessen wird, schmeckt es talgig. Die Fette im Fleischlaibchen fallen bei hoher Temperatur am wenigsten auf. Andere Fette isst man nur kalt. Wie etwa die Fette im Speiseeis. Und auch die Fette in den Nüssen.

Wir haben uns angewöhnt, Suppen heiß zu essen. Wenn wir eine Suppe löffeln, hat sie nur mehr 55 Grad Celsius. Serviert wird sie oft mit 80 Grad Celsius. Dann heißt es warten, blasen, bis es endlich geht. Es ist erstaunlich, dass der Mund wesentlich höhere Temperaturen verträgt als die Hand. Tauchen Sie einmal den Zeigefinger in eine an sich essbereite Suppe. Zu Heißes ist weder für die Schleimhaut im Mund, der Speiseröhre und jener im Magen wirklich bekömmlich. Auch kleine Verbrennungen sind unangenehm.

Unsere Prüforgane Zunge und Nase taugen bei den modernen Nahrungsmitteln nicht mehr. Der Geschmack ist derzeit kein verlässliches Kriterium für die Genießbarkeit. Wir sind auf die Packungsbeschreibung angewiesen, die uns informiert, was in den jeweiligen Speisen enthalten ist. Der Spanier Ferran Adria hat in seinem weltberühmten Lokal „elBulli" den Geschmack von der Materie getrennt. Seine meistbeachteten Kreationen sind die „Espumas". Das sind Schäume mit Geschmack in kleinen Gläschen. Für Menschen mit einem Figurproblem die idealen Darreichungsformen von Genuss: Geschmack ohne Kalorien. Leider ist es sehr teuer im „elBulli", und obendrein ist es weit weg. Wir werden den Vorgang für den Alltagsgebrauch anders gestalten müssen.

Als Erstes müssen wir den echten Geschmack der Nahrung wieder erkennen können. Ohne Verzerrung durch Temperatur oder Gewürze und Geschmacksstoffe. Die ideale Temperatur zum Kosten von Speisen ist zwischen 35 und 40 Grad Celsius, also körperwarm. Alles, was kalt getrunken oder gegessen werden muss, hat etwas zu verstecken. Jedes Aroma, ob natürlich oder künstlich, braucht wenigstens Körperwärme, um sich zu entfalten. Bei vielen Geschmackskomponenten in kalten Sachen ist es besser, sie können sich eben nicht entfalten. Also verzichten wir gleich darauf, diesen hässlichen Müll zu uns zu nehmen. Zu heiße Speisen maskieren meist unangenehme Mundgefühle, im Tausch gegen das unangenehme Gefühl, sich verbrannt zu haben. Beides ist verzichtbar. Dann kosten wir ohne Zusatz von Salz und Pfeffer, Zucker, Paprika, Butter, Kümmel, Kren, Senf, Ketchup oder Wasabi, Knoblauch und Tabasco. Alles, was dann gut schmeckt, hat unseren Test bestanden.

Problemkreis Kauen

Man bemerkt nicht, dass man bereits satt ist, weil zu wenig lang und zu wenig intensiv gekaut worden ist.

☞ Länger kauen bedeutet länger genießen

Gut gekaut ist halb verdaut! In dieser Schulweisheit steckt viel Wahrheit. Je besser wir die Nahrung im Mund zerkleinern, umso leichter lässt sie sich weiter verarbeiten. Kauen bereitet die Speisen schon im Mund auf, durch das Enzym Amylase wird schon beim Kauen die tierische und pflanzliche Stärke aufgespalten. Wir merken das daran, dass Brot nach längerem Kauen anfängt süß zu schmecken. Jeder kann im Speiselokal oder Restaurant die Beobachtung machen, dass Menschen, die viel und intensiv kauen, meist dünner sind als Mundfaule. Zählen Sie einfach die Anzahl der Kauaktionen, die gemacht werden, bevor geschluckt wird. Die Arbeit der Kaumuskeln ist gut sichtbar, die Haut vor und oberhalb der Ohren bewegt sich mit.

Bodybuilding macht man mit dem Mund. Und zwar nicht nur, weil mit der Kaumuskulatur das Gesicht gestrafft werden kann, sondern auch deswegen, weil der Body mit den durch den Mund gehenden Nahrungsmitteln „gebuildet" wird. Kauen ist ein willkürlicher Vorgang. Zumindest am Anfang.
Wir können ihn selbst beeinflussen. So können wir auf einfache Weise Einfluss auf unsere Verdauung gewinnen. Sonst ist sie unserem Willen entzogen.
Es ist ein gutes Gefühl, sich müde zu essen. Das bedeutet, einfach nicht mehr weiteressen zu wollen, weil die Kaumuskeln müde sind. Das kann man gut an sich selbst beobachten, wenn man ungewohnt kauintensive Nahrung zu sich nimmt, wie etwa zähes Fleisch oder wenn man viele Nüsse zu zerkauen hat. Man kann sich dazu vorstellen, dass unser Kiefergelenk eine Art Schrittzähler eingebaut hätte. Nach einer gewissen Anzahl von Kauaktionen hat man genug Kauarbeit geleistet.

Uns Menschen macht das Kauen Spaß. Wie viel Spaß das Kauen macht, kann man ermessen, wenn man Menschen zusieht, die Kaugummi kauen. Das Kauen reinigt auch die Zähne. Am meisten Reinigungseffekt hat zähe und faserreiche Nahrung, wie zum Beispiel Rindfleisch. Das Kauen bringt den Geschmack der Speisen zur Entfaltung, man drückt den Geschmack geradezu aus der Nahrung heraus. Das Vergnügen ist leider mit dem Schlucken zu Ende.

Die meisten Menschen essen heute sehr schnell. Wie lange ist die reine Esszeit bei einem Lokalbesuch? Meist ist diese Zeit kürzer als die Wartezeit auf die Rechnung. Alles wird nach kurzer Kautätigkeit schnell geschluckt und so kann man auch in der kurzen zur Verfügung stehenden Zeit ausreichend viel Nahrung zu sich nehmen. Aber sie werden mit dieser Art des Essens leider nicht satt. Sie füllen nur ihren Magen, und das reicht nur für kurze Zeit, dann

meldet sich wieder die unbefriedigte Zählmaschine im Kiefergelenk. Sie will mehr, obwohl eigentlich schon genug drin ist, aber trotzdem bleibt das Gefühl der unbefriedigten Leere.
Es geht bei der schnellen Nahrungsaufnahme die Lust am Essen verloren. Der meiste Lustgewinn kommt aus dem Kauvorgang. Es bringt dasselbe Lustgefühl, wenn man vier Bissen je fünf Mal durchkaut oder einen Bissen zwanzig Mal. Im ersten Fall hat man aber vier Mal so viele Kalorien zu sich genommen!

Und das gilt es zu vermeiden. Wir müssen uns zum Essen Zeit nehmen, sonst werden wir unweigerlich dick. Der größte Feind des Genusses ist die Eile! Heile mit Weile! Wir heilen die Fettleibigkeit mit Zeit. Mit Zeit zum Genießen. Wenn es mittags zu wenig Zeit gibt, dann füllen wir diese Zeit mit genussvollem Wenigessen. Wir müssen nicht in zehn Minuten ein komplettes Menü verschlingen. Wir haben auch nichts davon, nur ein Völlegefühl und ein Fettpölsterchen. Essen wir vom Menü in der Kantine nur einen Teil. Den aber mit Genuss. Die Zeit dazu haben wir immer. Wir werden lernen, gezielt langsam zu essen, ein Vergnügen aus der Qualität zu machen und nicht aus der Menge! Der Genuss wird verlängert, die Masse wird verringert. Es braucht nur eine kurze Zeit der Eingewöhnung, bis nicht nach dem vierten, sondern erst nach dem neunten Biss geschluckt wird. Länger und intensiver kauen ist leicht.

Das willkürliche Ablaufen des Kauvorganges ermöglicht ein rasches Rückbesinnen und Wiederkönnen. Auch schwimmen oder Rad fahren kann man immer, diese Fertigkeiten geraten bestenfalls in Vergessenheit, sie sind aber immer abrufbar. Vor allem weil das Kauen als komplexer Vorgang einmal gelernt wurde und nicht mühsam aus Einzelbewegungen wiederhergestellt werden muss.

Wie oft kauen wir in 10 Sekunden? Durchschnittlich etwa 15 Mal, wenn der Bissen schon weich ist. Ideal ist es, wenn jeder Bissen 20 Sekunden im Mund bleiben könnte. Das stellt am Anfang eine gehörige Geduldsprobe dar. Das Rot bei einer Ampel ohne Verkehr abzuwarten ist auch eine harte Belastung. Deswegen hat man mancherorts Anzeigen mit Restsekundendauer angebracht, das Warten fällt viel leichter. Genauso hilft beim Mehrkauen der Sekundenzeiger, eine Stoppuhr oder eine Sanduhr, bis das Mehrkauen zur Gewohnheit geworden ist. Systematisch kauen hilft sehr, genauso wie beim Zähneputzen. Die Lieblingskauseite kommt immer nach der weniger lieben Kauseite. Leichter wird es, wenn wenig in den Mund genommen wird. Je weniger im Mund ist, umso besser kann diese Menge gekaut werden. Oftmaliges und intensives Kauen können wir „Mundwerken" nennen, abgeleitet vom Mundwerk als Werkzeug zum Kauen.

Das Kauwerkzeug

Wir brauchen unseren Mund zum Kommunizieren mit anderen. Mit und ohne Worte zu bilden, verbal und nonverbal. Wortlos zum Lächeln oder Grimassieren, mit Lauten zum Sprechen, Rufen, Singen und Lachen und Schreien und Schimpfen. Schon beim Lächeln brauchen wir die Zähne, und zum Zähnezeigen im weniger positiven Fall natürlich auch. Und dann sollen sie einerseits schön und gesund, anderenfalls stark und bedrohlich aussehen. Auf keinen Fall aber faulig, schwach oder gar soll man erkennen können, dass einige davon schon fehlen. Aber vor allem brauchen wir die Zähne zum Abbeißen und zum Kauen. Und zum ordentlichen Mundwerken brauchen wir ein passables Werkzeug, eben unser Mundwerk. Die Zähne sind unser primäres Zerkleinerungswerkzeug, sie waren vor Stein, Keule, Messer oder Mixer da.

Das Gebiss sollte in Ordnung sein, die Zähne in gutem Zustand. Keine Schmerzen, keine Lücken, die die Kauleistung verringern. Die ersten 2,5 Millionen Jahre sind wir ohne Zähneputzen ausgekommen. Es war einfach nicht notwendig. Und die ganz alten Gebisse aus diesen Zeiten zeigen auch keine Kariesschäden. Diese alten Schädelfunde zeigen lediglich stark benutzte und abgekaute Gebisse, je älter umso deutlicher.

Die Kariëslöcher sind erst viel später aufgetaucht, bei den Pharaonen. Im damaligen Ägypten wurde viel Ackerbau betrieben. Aus dieser Zeit stammen Mumien mit Zahnkaries und Löchern im Kieferknochen, die von den Eiterungen der Zähne entstanden sind. Offensichtlich wurden seit ungefähr 10.000 Jahren vermehrt Nahrungsmittel angeboten, die schon den Anfangsteil unseres Verdauungsapparates massiv schädigen. Die Zähne und ihre tragenden Strukturen zeigen seit dieser Zeit zunehmend immer größere Schäden. Diese Schäden haben sich im Laufe der Zeit in der Bevölkerung immer weiter verbreitet. Zuerst gab es nur wenige Leute mit schlechten Zähnen. Hauptsächlich waren es die Reichen, die davon betroffen waren. Die konnten sich auch einen aufwendigen Zahnersatz leisten. Hier zeigen Funde in Italien rund um Volterra im Reich der Etrusker bereits Zahnersatz aus Elfenbein, der mit Goldspangen am Restgebiss befestigt worden ist.

In unseren Breiten zeigen Biedermeier-Portraits viele begüterte Menschen ihrer Zeit, und auf keinem dieser Bilder lacht jemand. Weil dabei müsste man die Zähne herzeigen, aber damals schon hatten viele Menschen unansehnliche zerstörte Zähne. Die Zahnheilkunde war zu der Zeit noch nicht in der Lage, die Schäden unauffällig zu reparieren. Im Zuge der weiteren Verbreitung von Wohlstand kam es zu einer Ausbreitung der Karies. Heute leiden alle Schichten an Karies und deren Folgen, was in unmittelbarem Zusammenhang mit dem Nahrungsmittelangebot und dessen Leistbarkeit steht. Heute ist es unerlässlich, die Zähne nach den Mahlzeiten wieder zu säubern und alle Speisereste zu entfernen.

Dabei ist es am Wichtigsten, dass wir fühlen und merken, wie es sein soll. Wir müssen wieder lernen zu spüren, wie sich ein sauberes Gebiss anfühlt. Ohne widerliche schleimige Beläge aus Kohlenhydratresten mit ihren Bewohnern aus den Familien der Bakterien, Algen und Pilze. Hilfreich zur Erkennung dieser Beläge, die der Zahnarzt Plaque nennt, sind Färbungen, weil die Plaque anfangs am Zahn sehr schwer zu erkennen ist. Das geht mit speziellen Tabletten zum Lutschen, aber wir Genießer kennen Besseres! Erst sollte man eine Kohlenhydratversuchsmahlzeit einnehmen, etwa Weißbrot, Griesbrei oder Nudeln. Dann normal, so wie immer die Zähne putzen! Und dann baden wir die Zähne in Färbemittel aus der Natur. Wir verwenden Schwarzbeersaft, in Deutschland heißt diese Frucht Blaubeere, und belassen ihn möglichst lange im Mund und ziehen ihn zwischen den Zahnreihen durch.

Dann den Saftrest ausspucken oder auch schlucken und einmal genau im Spiegel schauen: Alles was jetzt am Zahn blau ist, ist Belag. Und der steckt voller Lebewesen. Also putzen wir ihn schnell wieder weg. Hier sehen wir auch genau, wo die Zahnbürste nicht hinkommt. Hier brauchen wir andere Hilfsmitte: Zahnseide, Zahnzwischenraumbürstchen, Zahnstocher, Zahnhölzer, Munddusche und was uns sonst noch so einfällt: Eigenhaarsträhnen, Papierspitzen selbst gemacht, Fingernägel und anderes. Was auch immer Verwendung findet, wichtig ist, dass alle Beläge entfernt werden. Jeder Kohlenhydratrest am Zahn wird von den Mundbewohnern verarbeitet und schädigt den Zahn. **Ein sauberer Zahn wird nicht faul.** Und obwohl Bodybuilding mit dem Mund gemacht wird, sind die Zähne immer noch nicht des Menschen Lieblingssportgerät. Sie werden wegen der heutigen modernen vorverarbeiteten Nahrungsmittel leider nicht mehr intensiv genug benutzt. Aber man kann diese weichen Speisen auch gut durchkauen, man muss sich daran allerdings gewöhnen.

Mundwerken verlangsamt das Essen und verbessert die Verdauung, weil alles besser vorbereitet und aufgeschlossen ist. Das längere Kauen erlaubt auch eine zusätzliche Qualitätsbestimmung der Nahrungsmittel. **Gute Sachen schmecken auch nach langem Kauen noch gut.** Schlechtes Zeug ist vielleicht anfangs recht gut, aber dann schmeckt es schnell schlechter. Wie wir das von Kaugummi schon kennen. Deswegen geht der Trend in der Nahrungsmittelindustrie zum Erzeugen von Speisen, die wenig Kauarbeit brauchen. Im besten Fall genügt ein Mal durchbeißen und schon kann das Ganze geschluckt werden. So wie bei Knabberzeug wie Salzstangerln und Brezeln oder auch bei Erdnusslocken.

Schlucken sollten wir erst dann, wenn alles im Mund möglichst flüssig ist. Flüssigkeit löst den Schluckreflex aus. Das bedeutet aber auch, dass schneller geschluckt wird, wenn mehr Flüssigkeit zum Essen genommen wird. Deswegen sollte man beim Essen auf Getränke verzichten, zumindest während des Kauens. Viele Mahlzeiten beginnen bereits mit einem Getränk, das umständlich zu sich genommen wird, nämlich mit der Suppe. Meist ist sie viel zu heiß, um sie zu trinken, man kann sie bestenfalls schlürfen, und das wird nicht gerne gesehen oder gehört. Also verwendet man einen Löffel, weil sich diese kleine Suppenmenge durch Blasen schneller abkühlen lässt. Jedes zusätzliche Getränk zum Essen verkürzt die Kauaktion wegen des Flüssigkeitsüberschusses. Obendrein verdünnen Getränke die Magensäure, und so wird der Speisebrei im Magen weniger gut aufgeschlossen. Zu heißes Essen wird schneller geschluckt, um sich im Mund nicht zu verbrennen. Also die Nahrung ohne Flüssigkeit mundwarm zu sich nehmen, in kleinen Bissen. Dann so lange kauen, bis alles flüssig ist. Dann erst schlucken.

Achtung Falle!

Besonders unbeherrscht beim Essen werden wir im Hungerzustand, noch schlimmer bei Heißhunger. Aber auch Gerichte, die uns besonders gut schmecken, haben meist wenig Zeit im Mund. Wie schon erwähnt, hilft bei Heißhunger ein Plättchen Traubenzucker, das man immer bei sich haben sollte. Eine weitere Gefahr ist der kleine Hunger zwischendurch, der nach einer Zwischenmahlzeit schreit. Bei einer solchen Hungerattacke ist es hilfreich, sich klarzumachen, dass man problemlos mehrere Tage ohne Nahrung auskommen kann, auch als Mensch ohne Übergewicht. Niemand braucht das kleine Frühstückchen zwischendurch. Das sind die bekannten Frustbissen. Mit einigen Kilogramm zusätzlichem Gewicht hält man es mehrere Wochen aus. In diesem Bewusstsein lässt sich das Warten auf die nächste Mahlzeit in einigen Stunden leichter ertragen, besonders wenn man sich vor Augen führt, dass dann mit genug Zeit herrlich gespeist werden wird. Viel Vergnügen bei der (Kau-)Arbeit!

Es ist durchaus auch eine Überlegung wert, überhaupt auf das Schlucken mancher Sachen zu verzichten. Wer sagt, dass etwas, was nicht schmeckt oder eben nicht mehr schmeckt, geschluckt werden muss? All das wird besser ausgespuckt. So wie beim Auspressen von Obst und Gemüse – hier verliert man aber eh nur die Ballaststoffe. Eine andere Art des Fastens, mit weniger Genussverzicht. Warum sollte man ausgekaute Speisen schlucken? Nach 40 Kauvorgängen ist Rindfleisch geschmacklich fertig, leer und verbraucht. Sie schlucken ihren Kaugummi ja auch nicht. Also raus damit aus dem Mund.

Nur wohin jetzt? Beim Weinverkosten ist das Ausspucken ein Muss, wegen der Promille. Auf jedem Tisch befindet sich ein Spucknapf. Ansonsten wird man mit dem Ausspucken wahrscheinlich nicht zum beliebtesten Gast werden, weder im Lokal noch bei privaten Einladungen. Im eigenen Heim ist es aber möglich. Der Vorgang erinnert dann ein wenig an die Vorgangsweise von Dr. Gerard van Swieten (1700-1772), dem Leibarzt der österreichischen Kaiserin Maria Theresia. Er hatte die Aufgabe, seiner Kaiserin zu helfen, die immer nach den opulenten Staatsdiners unter Leibschmerzen gelitten hat. Dazu hat er sich jeden Gang, den die Kaiserin gegessen hat, ebenfalls servieren lassen. Nur hat er diese Speisen nicht verzehrt, sondern in einen Eimer geschüttet, den er neben sich stehen hatte. Nachdem die Kaiserin nach dem Mahl wieder über Schmerzen geklagt hatte, zeigte er ihr den Eimer mit den gesammelten Speisen und fragte sie, ob sie sich noch wundere, dass ihr der Leib schmerzt. Sie soll daraufhin ihr Essverhalten grundlegend verändert haben.

Wenigstens für Bulimiker ist das Nichtschlucken eine gesunde Alternative. Sie erspart ihnen das unangenehme Erbrechen und so werden auch die Zähne von der Magensäure verschont.

☞ Zahngerechte Ernährung macht Sinn

Zahngerechte Ernährung bedeutet, dass wir hauptsächlich Sachen essen sollen, mit denen unser Körper ohne Hilfsmittel etwas anfangen kann. Wir Menschen sollten das essen, was wir mit unserem Körper aufschließen können, und zwar ohne Hilfsmittel wie etwa Messer, Mixer oder Pürierstab. Auch das Kochen bereitet Nahrungsmittel vor, und so sollten wir ungekochte Sachen bevorzugen. Zahngerecht bedeutet hier auch, dass solche Nahrungsmittel gegessen werden sollten, die die Zahnaktion brauchen.

„Use it or loose it" lautet ein Merksatz in der Altersforschung. Übersetzt heißt er „Verwende es oder verliere es!" Er bedeutet, dass man seine Fähigkeiten umso länger behält, je mehr man sie verwendet. Das gilt auch bei den Zähnen! Meist sind diejenigen Zähne in besserer Verfassung, die stärker belastet und beansprucht werden. Dicke Menschen haben im Schnitt weniger gute Zähne. Was war zuerst? Das wenige Kauen oder der schlechte Zahn, der durch das geringere Kauen geschont werden sollte? Die Beobachtung, dass gebrauchte Zähne besser halten, führt zu der Vermutung, dass am Anfang die geringe Belastung steht, die den Zahn schädigt.

Unsere Nahrung muss in früheren Zeiten also wesentlich kauintensiver gewesen sein. Das kann man an den Zähnen an Schädelknochen in Beinhäusern und Museen erkennen. Die Erklärung, dass für diese starke Abnutzung die mitgegessenen harten Verunreinigungen oder Reste von Mühlsteinen verantwortlich sein sollen, ist unwahrscheinlich. Das Härteste im Mund, worauf der Zahn treffen kann, ist sein Gegenüber im anderen Kiefer. Ihm kann man nicht ausweichen, den zu harten Nahrungsbestandteilen schon. Wir modernen Menschen heute beißen auch nicht auf harten Verunreinigungen herum und zermahlen sie. Wir entfernen sie, mit den Fingern oder spucken sie aus, so werden es die Vorfahren wohl auch getan haben. Unsere Zähne sind sehr sensibel auf harte Sachen, wir bemerken Sandkörner und auch noch kleinere Beimengungen sofort.

Der Sinn dieser hohen Empfindlichkeit liegt darin, dass wir harte Verunreinigungen entfernen können, weil sie unserem ältesten Werkzeug, unseren Zähnen, großen Schaden zufügen würden. Dieses Werkzeug haben wir dringend gebraucht, um uns zu ernähren, lange vor allen anderen Werkzeugen und Hilfsmitteln. Mit den Zähnen wurde unsere Beute zerteilt, und auch gleich schluckfertig gemacht.

Heute tut das so keiner mehr, rohes Fleisch essen wir nur noch zerkleinert, als Beef Tatar. Das Messer hat unsere Zähne arbeitslos gemacht. Wir brauchen sie kaum mehr, und das schadet ihnen. Kauen reinigt die Zähne und es festigt sie. Das Zerkauen von Fleisch ist ganz schön anstrengend. Versuchen kann man das mit durchgebratenen Steaks. Die sind dann hart wie Schuhsohlen. Man kann auch andere Fleischarten so zubereiten, dass sie sehr hart sind. Sollten Sie nicht wissen, wie man das macht, fragen Sie meine Schwiegermutter, die hat sich auf diese

Zubereitungsart spezialisiert. Ich bin ihr dafür dankbar, und meine Zähne sind es auch. Mit der Steinscherbe aus Feuerstein konnte man bestenfalls in Faserrichtung das Fleisch teilen, das Fleisch mitfaserig schneiden. In der Steinzeit war das sicher schon eine Erleichterung. Das Zerschneiden quer zur Fleischfaserrichtung wurde erst mit scharfen Messern möglich. So gesehen macht uns also auch das Messer fett. Jede Zubereitung nimmt den Zähnen Arbeit ab.

Das Kochen und Braten bringt nicht nur andere Geschmacksnoten hervor, es macht unsere Nahrung auch weicher. Und wenn daraus dann ein Brei geworden ist, ist die Nahrung gefährlich für unsere Zähne. Der sicherste und schnellste Weg zu zerstörten Zähnen ist breiige Kost. Nun zermahlen die Zähne die Nahrung ja zu Brei, also ein Widerspruch? Nein, denn die bereits breiig eingenommene Nahrung setzt keinen Kaureiz. Der Brei, der beim Kauen entsteht, wandert schnell in die Speiseröhre. Nimmt man aber breiige Nahrung zu sich, bleibt einiges an Resten zwischen den Zähnen liegen, weil ja nur geschluckt und nicht gekaut werden muss.

Gesund beginnt im Mund – ein eher alberner Slogan, der früher einmal massenhaft Patienten zur Vorsorgeuntersuchung zum Zahnarzt hätte locken sollen. Es ist aber was Wahres dran, man sollte nur die Sichtweise leicht korrigieren. Der Spruch sollte so verstanden werden, dass man mit einem gesunden Mund das notwendige Werkzeug immer bei sich hat, um gesund zu bleiben.

Neue Muster annehmen

Der Mensch ist ein Gewohnheitstier. Unser Leben spielt sich in gut ausgetretenen Pfaden ab. Und täglich grüßt das Murmeltier. Auch die Nahrungsaufnahme folgt dieser Regel. Wir essen mehrmals am Tag, tagein, tagaus, ob wir Hunger haben oder nicht. Einfach deswegen, weil zu diesen bestimmten Zeiten gegessen werden muss. Und gegessen wird, was auf den Tisch kommt.

Das war immer schon so! Aber diese Weise der Nahrungsaufnahme macht uns unweigerlich dick. Weil die Nahrungsaufnahme von der Körperbefindlichkeit völlig abgekoppelt ist. Der Tag richtet sich nach den Zeiten für die Nahrungsaufnahme.

Wann war man an einem solchen Tag eigentlich echt hungrig? Genau genommen nie. Man hat gegessen, weil man es so kennt. Aus dieser Tretmühle muss man heraus. Der Weg führt über den Hunger. **Ohne Hunger kein Essen.** Essen wir einfach erst dann, wenn der echte Hunger angekommen ist. Auch wenn es unhöflich erscheinen könnte. Es ist kein Problem, sich mit den anderen an einen Tisch zu setzen und nicht zu essen. Man hat dann mehr Zeit, den anderen beim Essen zuzusehen. Dabei vergeht einem der Appetit in vielen Fällen auch.

Aber man braucht für das nicht Mitessen einen guten Grund. Der Gruppenzwang beim Essen ist ein maßgeblicher Faktor. Abnehmen ist kein guter Grund, weil jeder, der nicht selbst gerade abnimmt, will einen wieder auf den alten Weg in die Fettleibigkeit mitnehmen. Das ist ähnlich wie bei denen, die Nichtraucher werden wollen. Sobald sie das bekannt geben, können sie sich vor angebotenen Zigaretten kaum mehr retten. Also muss eine Ausrede her. Ein Magengeschwür ist gut, da bekommt man auch ein wenig Mitleid. Gastritis ist auch nicht schlecht, Zahnschmerzen eignen sich nur sehr kurz und sind ohne Schwellung im Gesicht auch eher unglaubwürdig. Eine Allergie ist hervorragend, am besten auf Kuhmilch, die ist in sehr vielen Gerichten enthalten. Sie ist auch bei Tisch nicht widerlegbar.

Eigene Gewohnheiten umzustellen ist sehr schwierig und dauert lange. Aber es zahlt sich aus. Man gewöhnt sich an alles. Auch an gesunde Vorgangsweisen, wenn sie verträglich sind. Und auch mehr Spaß und Freude bringen. Es ist keinesfalls notwendig, auf alle Mahlzeiten zu verzichten. Man muss nur diejenigen abwarten zu denen man echten Hunger hat. Und es gibt einige zusätzliche Angewohnheiten, die viel unnötige Nahrung aufnehmen lassen.

Da ist einmal die Angewohnheit, zu allem und jedem ein Brot oder eine Semmel zu essen. „Nur in der Not isst man die Wurst auch ohne Brot." Zum Geschmack des Brotes siehe vorne, aber es gibt anderes Reizvolles am Gebäck: die Knusprigkeit. Die meisten Leute, die einen Zahnschaden erleiden, bekommen ihn von knusprigen Brotrinden oder Kornspitzen. Essen wir die Wurst ohne Brot, dafür mit einem Salatblatt, Tomaten, Paprika, Senf oder Zwiebeln, es kann auch ein hartes Ei sein, oder nehmen wir einfach mehr Wurst. Das Brot dient dazu, mit der Wurst länger auszukommen. Man braucht weniger Wurst, wenn man Brot dazu isst. Brot ist also eine Sättigungsbeilage.

In unseren Breiten ist es kaum möglich, irgendetwas zu essen zu bekommen, zu dem keine Beilagen serviert werden. Und diese Beilagen haben es in sich. Nicht umsonst gibt es die Klassifikation der sogenannten „Sättigungsbeilage", die meist aus Kartoffeln, Nudeln oder Reis besteht. Diese Zutaten zu Speisen dienten früher durchaus sinnvoll dazu, die Menschen satt zu machen. In Zeiten in denen von den wertvollen Hauptgerichten zu wenig für alle vorhanden war. Heute gibt es davon genug für alle. Das ist eine große Errungenschaft unserer heutigen Gesellschaft. Gott sei Dank! **Die Sättigungsbeilagen haben ihre Sinnhaftigkeit verloren.**

Gleiches gilt für warme Mahlzeiten. Es ist auch nicht zwingend, mindestens ein Mal am Tag etwas Warmes zu sich zu nehmen. Der Sinn warmer Mahlzeiten ist nicht so leicht zu ergründen. Wie wir bereits wissen, dient die Temperatur dazu, manche Nahrungsbestandteile bekömmlicher und wohlschmeckender zu machen. Es stehen uns genug Nahrungsmittel zur Verfügung, die auch mit Körpertemperatur genossen durchaus wohlschmeckend und bekömmlich sind. Und es entfällt die Gefahr, sich die Zunge und den Mund zu verbrennen.

Eine weitere Möglichkeit, viele unnötige Kalorien zu sammeln, ist die, immer zum Essen etwas zu trinken. Wie beschrieben, ist das Trinken keine verdauungsfördernde Tätigkeit, auch dann nicht, wenn das Getränk Wasser ist. Jedes Getränk führt zu vorzeitigem Schlucken und verdünnt die Magensäure und behindert so die ersten Verdauungsschritte. Und alles andere als Wasser hat einen nicht unbedeutenden Nährwert. Im Lokal muss zum Essen immer etwas getrunken werden. Jeder, der nur isst und kein Getränk konsumiert, wird schief angesehen. Dient das etwa der Beschleunigung des Essens, um den Tisch noch einmal verkaufen zu können?

Eine unangenehme Angewohnheit ist das Kampfessen am Gratis-Buffet. Das kommt öfter vor als man vermutet: Vernissagen, Firmenfeiern, Produktpräsentationen, Siegerehrungen, runde Geburtstage, Geschäftseinweihungen, Hochzeiten, Werbefahrten.

Hier treffen sehr gefährliche Umstände zusammen: freie Auswahl, unbegrenzte Menge und keine Kosten mitsamt Getränken. Hier zeigt sich der echte Gierschlund: Zu diesen Gelegenheiten gilt es, in möglichst kurzer Zeit möglichst viel in sich hineinzukriegen. Das geht nicht mit normalem Essverhalten. Hier muss auf archaische, urtümliche Fähigkeiten zurückgegriffen werden. Man muss schlingen, hinunterschlingen, nicht kauen, sondern schlucken. Schnell ein Schlückchen Wein hinterdrein, damit es besser hinuntergeht. Nachdem man nichts einpacken lassen kann, weder für den Hund noch für die Katze, muss alles im Körper mit nach Hause genommen werden. Es ist erstaunlich, welche Gier das Angebot Gratis hervorrufen kann, und das auch bei Menschengruppen, die auf diese Gratis-Gaben wirtschaftlich überhaupt nicht angewiesen sind.

Eine von allen geliebte Gewohnheit ist das familiäre Festmahl zu besonderen Anlässen. Wir Dickleibige tun da zwar auch mit, aber nur ungern und mit schlechtem Gewissen. Festessen bedeutet, fest zu essen, viel und gut soll es sein. Aber das schlechte Gewissen dabei muss nicht sein. Unser Körper hält es schon aus, wenn zwischendurch einmal etwas mehr gegessen wird. Die alltägliche Übermenge ist das, was die Figur zum Überlaufen bringt. Zur Gewissensberuhigung kann man sich folgenden Merksatz in Erinnerung rufen: Fett wird man zwischen Neujahr und Weihnachten, nicht zwischen Weihnachten und Neujahr!

Original fühlen

Die meisten Menschen leben heutzutage in dichten Siedlungsräumen. Die Großstädte wachsen unaufhaltsam weiter. Je größer die Stadt, umso weniger Kontakt haben die Bewohner mit der Natur. Und auch der Wechsel der Jahreszeiten fällt in einer großen Stadt wesentlich weniger auf als auf dem Land. Im Winter ist es kalt, die Windschutzscheibe muss freigekratzt werden. Der Frühling verleitet viele zum schneller Fahren mit dem Auto, und es gibt wieder Motorräder und laute Mofas. Im Sommer wird es oft einmal zu heiß, und wenn es ein Gewitter gibt, werden die Reste des Hundekots weggespült. Wenn es oft regnet, und weniger Blätter auf den Bäumen als auf dem Boden sind, ist es Herbst. Die Jahreszeiten beeinflussen uns Stadtmenschen kaum mehr. Es hängt auch nichts Wichtiges mehr von ihnen ab. Unsere Biologie allerdings vergisst nicht so schnell. Sie kennt den Jahreskreis immer noch. Und sie weiß, wann Überfluss herrscht und wann die Not kommt. Erfahrungsgemäß, seit 2,5 Millionen Jahren. Nur stimmen diese Erfahrungen heute nicht mehr. Wir essen immer die gleichen Sachen, der Unterschied liegt nur mehr im Preis. Erdbeeren und Kirschen kosten im Winter mehr, aber wir bekommen sie immer. Es fehlt jegliche jahreszeitliche Abwechslung in der Ernährung. Pizza und Spaghetti sind immer gleich gut, Gulasch und Wiener Schnitzel mögen wir das ganze Jahr hindurch gerne, und auch die Pommes gehen nicht aus.

Um unseren Körper richtig zu behandeln, ist es sinnvoll, sich auf die Änderung der Jahreszeit rückzubesinnen. Und die Nahrungsmittelauswahl darauf einzustellen, wenigstens ungefähr. Jahreszeitliche Gewichtsveränderungen sind in der Natur normal. Auch bei uns Menschen. Kurz charakterisiert, wir sind eher dick im Herbst und schlank nach dem Winter, also im Frühling. Unser Körper ist dafür geeignet, denken wir an schwangere Frauen. Dieses rasche Zunehmen an Umfang und Gewicht führt oft einmal zu Rissen in der Unterhaut, den Schwangerschaftsstreifen. Heute haben Leute Schwangerschaftsstreifen, die noch nie schwanger waren. Es gibt genug Männer, die auch welche haben, schauen Sie am Strand einmal den Männern auf den Bierbauch.

Die wechselnde Figur ist der Normalzustand. Das ist deswegen so, weil die Nahrungszusammensetzung den Jahreszeiten entsprechend unterschiedlich ist, besser gesagt war. Dass wir im Herbst zunehmen, liegt daran, dass gerade dann die meisten Pflanzen ihre nahrhaften Früchte tragen, und wir auch die Samen vieler Pflanzen zu uns nehmen.
Darin sind viele Kohlenhydrate enthalten. Die süßen Zucker in den Früchten, die hochkalorischen Vielfachzucker als Stärke in den Samen. Wir haben diese Reserven unter der Haut auch dringend gebraucht, weil in den folgenden Monaten mit weniger Nahrung gerechnet werden musste. Und auch als Isolation gegen die Kälte war es nicht schlecht, mehr am Körper zu haben.

Mit diesen Erfahrungen wissen wir, dass eine Gewichtsverringerung im Herbst am wenigsten leicht machbar ist. In dieser Zeit will unser Körper Reserven aufbauen. Leichter geht es im Winter, weil unser biologisches Gedächtnis dann auf Verbrauch körpereigener Vorräte programmiert ist. Im Frühling wollen wir grünes Gewachsenes essen, und diesem Wunsch sollten wir unbedingt Folge leisten. Holen Sie sich das Original, diese Sachen sollten wir bevorzugt zu uns nehmen, die dann in unseren Breiten reif sind und so auch am besten schmecken. Einfach gesagt, Äpfel im Herbst, Jungzwiebel im Frühling.

Auch die Tageszeit spielt eine Rolle in der sinnvollen Ernährung. Mäuse werden fett, wenn sie außerhalb ihres natürlichen Schlaf- und Wach-Rhythmus gehalten werden. Sie werden fett mit der gleichen Menge an Nahrung, mit der die Mäuse, die ihrem Wesen nach gehalten werden, nicht dick werden. Alle Menschen, die außerhalb des normalen Tag-Nacht-Rhythmus leben und arbeiten müssen, haben ein höheres Risiko zu verfetten.

Auch wenn Sie zu dieser Risikogruppe gehören, sollten Sie trotzdem nach dem alten Motto essen: „Morgens wie ein Kaiser, mittags wie ein König, abends wie ein Bettelmann!“ Ich kenne das aus meiner Zeit als Arzt im Krankenhaus im Nachtdienst anders, wir haben immer spät am Abend miteinander gegessen, das haben wir gerne gemacht, aber es war ernährungstechnisch weder nötig noch sinnvoll. Es hat einfach den Zweck einer kleinen Freude und Belohnung für alle gehabt.

Die modernen Herausforderungen des täglichen Lebens machen viele Menschen nervös. Arbeitsüberlastung, dauernder Lärm, wenig Schlaf, Stress. Und die Nervosität braucht etwas im Mund: Die Kinder haben ihren Beruhigungsschnuller. Die Erwachsenen trauen sich das mit dem Schnuller nicht mehr, sie nehmen einen Bleistift oder eine Zigarette. Bei der Zigarette findet man eine interessante Parallele zum Essen: Beides wird mit dem Mund gemacht, und leider macht man sich keine richtigen Vorstellungen von den Konsequenzen. Oder man kann auch an den Fingernägeln beißen.

Diejenigen, die sich selbst nicht verstümmeln wollen, greifen zu den Knabbereien. Diese artenreiche Nahrungsmittelgruppe ist sehr gefährlich für die Figur. Beim Knabbern fehlt die Sättigungsmeldung völlig. Es regiert einerseits die Gier, auf der anderen Seite ist das Weiterknabbern auch eine Suche nach der allerbesten Kirsche, Erdnusslocke, Neapolitanerschnitte, Erdnuss, oder Backerbse. Gleichermaßen gibt es einen Bewerb um den besten Chip, das beste Soletti, den besten Nacho und das beste Kartoffelstäbchen. Diese einzelnen Happen schmecken alle recht ähnlich, aber nicht ganz gleich, etwas mehr Salz, Zucker, etwas länger gebraten, gereift. So will man immer wieder ein besonderes Munderlebnis haben, und dazwischen ist es ja auch dabei. Und es gibt auch Enttäuschungen – bitter, verbrannt, alt, ranzig – dann wird zum Ausgleich dieses negativen Erlebnisses immer wieder ein Teilchen nachgeschoben. Die Aufnahme erfolgt ohne Mengenkontrolle, hier geht es eher um die Nervosität.

Essen macht als Ganzes Spaß, es geht nicht nur um die Sättigung. Aber es gibt andere Tätigkeiten, die mit dem Mund gemacht werden, nämlich Lutschen, Saugen, Beißen, Knabbern, Mahlen, Zuzeln, Lecken. Und nicht zuletzt das Küssen. Das macht nicht fett und bringt gleich zwei Menschen Freude.

Anwendung

So weit so gut. Das klingt alles sehr einleuchtend und ist verständlich, aber wie soll man das jetzt wirklich machen? Wenn man an all die Bücher zum Thema denkt, müsste spätestens jetzt der Teil mit den Kochrezepten und Serviervorschlägen kommen. Bei der Durchsicht dieser Werke habe ich mich immer gefragt, woher ich die Köchin für alle diese herrlichen Speisen nehmen soll und wie ich sie bezahlen kann. Am ehesten könnte es zu Hause gehen. Zu Hause kann man kochen und essen, was man will. Meine Frau war immer grundsätzlich bereit, gesund und kalorienarm zu kochen, aber aufwendige Abnehmbuchrezepte hat sie verweigert. Ich konnte sie nicht einmal für das appetitliche Anrichten wie auf den Hochglanzbildern gewinnen, weil sie angeblich wichtigere Dinge zu tun hatte, wie etwa die Kinder füttern.

In keiner Kantine gibt es sinnvolle Kost, die sich auch für die Körperkontrolle eignet. Bestenfalls gibt es ein kalorienreduziertes Menü, aber wie wir jetzt wissen, ist das allein nicht zielführend. Die gezeigten Gerichte konnte ich auch in keinem Lokal bekommen, mit genauer Abwiegung der Mengen und Zutaten. Ich habe mich bei Restaurantbetreibern erkundigt, warum das so ist, und die Auskunft bekommen, dass dies zu zeitraubend und somit zu teuer ist. Also müssen wir mit den Nahrungsmitteln zurechtkommen, die wir überall erhalten. Wir ändern, was wir ändern können, das heißt gezielt aussuchen und einige Teile des Gerichtes weglassen. Mit geschickter Auswahl der Nahrungsmittel kann man sich durchaus behelfen. Und vor allem rechtzeitig mit dem Essen wieder aufhören.

Weiters brauchen Sie Geduld. Es ist keine Fastenkur, es geht um einen körperkontrollbezogenen Umgang mit Nahrung. Wir nehmen ja nicht von heute auf morgen zu, sondern das Korpulenterwerden erstreckt sich über mehrere Jahre hin. Diese Wiedererlangung der Körperkontrolle dauert auch etwas, führt aber zu einer dauerhaften Erholung des Stoffwechsels.

Sie werden den Menschen in ihrer Umgebung ihr geändertes Essverhalten erklären müssen. Wie schon oben erwähnt, sind außerhalb der Familie Ausreden sinnvoll. Eine Allergie ist am besten, auch Magenleiden und neue Zahnversorgungen eignen sich gut. Alles ist brauchbar, nur nicht die Absicht abzunehmen, weil dann alle Ihnen den Entschluss neiden und anfangen, dieses Vorhaben zu behindern. Abnehmen oder besser gesagt die Kontrolle über die eigene Figur scheint auf den ersten Blick sehr teuer zu sein, weil gerade die billigsten Nahrungsmittel weggelassen werden. Dieser Mehraufwand ist aber gerechtfertigt, weil Sie Ihrer Gesundheit Gutes tun. Alle die teureren Sachen sind immer noch billiger als eine Fastenkur in einem Sanatorium.

Allgemein werden Sie eine Beschwörungsformel, eine Art Mantra brauchen, mit der sich höflich und freundlich, aber sehr bestimmt, ein Angebot zurückweisen lässt. Ich schlage den Satz

„Nein danke, ich habe schon genug!“ vor. Obendrein dient dieser Satz der Selbstmotivation.

Im Rahmen der Umstellung Ihrer Ernährung besuchen Sie Ihren Arzt. Sind Sie im Großen und Ganzen gesund, können Sie unbesorgt Ihrem Körper vertrauen. Besuchen Sie auch Ihren Zahnarzt. Ihr Gebiss und eventuell vorhandener Zahnersatz müssen den neuen Belastungen gewachsen sein. Sie sollen Ihr Essen nicht nur mit der Zunge am Gaumen zerdrücken müssen.

Abnehmen – jeder weiß eigentlich genau, wie es geht, nur keiner schafft es. Das hat eine gewisse Ähnlichkeit mit dem Zähneputzen, da weiß auch jeder, wie es gemacht wird, nur tut es niemand. Und so gibt es kaum naturgesunde Gebisse, das sind solche ohne Karies und ohne Füllungen. Auch wie beim Fußball, jeder, der gerade nicht mitspielt, weiß und kann alles viel besser. Und trotz der vielen Experten im Zuschauerbereich geht so manche Partie verloren. Manche brauchen einen strikten Plan, andere wollen sich nicht bevormunden lassen.

Wenn Sie jemanden haben, der für Sie kocht oder vorbereitet, ist die Situation anders als wenn Sie selbst kochen oder vorbereiten. Und wenn Sie nicht kochen oder vorbereiten wollen oder können und auf Fertiggerichte angewiesen sind, ist sie wieder anders. Deswegen gibt es hier keine Patentrezepte für alle.

Jeder kann sich den Teil heraussuchen, der ihm am besten passt. Die Anwendungen sind als Anregungen zu sehen. Sie sind in drei Teile gegliedert. Im ersten Teil stehen Empfehlungen, die allgemein gültig und grundsätzlich sind. Im zweiten Teil sind die Anwendungen den Problemkreisen zugeordnet. Die Zuordnung zu den Problemkreisen soll Ihnen helfen, diejenigen Anregungen auszusuchen, die Ihren Anforderungen am ehesten gerecht werden. Der dritte Teil soll eine aufwandarme Ernährungsumstellung ermöglichen. Er enthält Anwendungen, die in Gaststätten und Kantinen sowie in Haushalten brauchbar sind, die sich nicht auf jemanden einstellen können oder wollen, der eine Ernährungsumstellung braucht.

Naturgemäß gibt es Überschneidungen. Die Bilder im Internet zeigen eine Auswahl an Nahrungsmitteln und Speisen. Sie bieten eine Hilfestellung zu Entscheidungen, was gegessen werden kann und was eher auf dem Teller bleiben soll.

Die ersten Schritte aus dem Gefängnis

☞ **Zuerst sollten Sie zu Hause alles an Nahrungsmitteln aufessen oder wegwerfen, was Sie weiter mästen könnte.**
Dazu steht im Anhang die Negativliste. Entfernen Sie so viel wie möglich davon aus Ihrer Umgebung. So sind Sie gegen Attacken des Schweinehundes aus dem Althirn besser gerüstet.

☞ **Besorgen Sie sich Nahrungsmittel aus der Positivliste im Anhang.**
Treffen Sie eine möglichst abwechslungsreiche Auswahl. Lagern Sie diejenigen, die Sie mögen, in kleinen Portionen ein.

☞ **Besorgen Sie sich Traubenzucker**.
Tragen Sie sicherheitshalber immer eine Tafel bei sich.

☞ **Machen Sie Fotos von sich.**
Oder lassen Sie welche machen, ohne Obergewand, mit oder ohne Unterwäsche, von vorne und seitlich. Datum draufschreiben und aufheben.

☞ **Ein Mal pro Tag sollten Sie sich mit Ihrem Körper beschäftigen.**
Sie machen das ja auch alles für Ihren Körper. Er wird es Ihnen auch danken. Sie sollten ihm aber auch zeitgerecht zeigen, dass Sie ihn mögen. Sie sollten sich sogar liebevoll mit ihm beschäftigen, wenn es sonst schon niemand macht. Betrachten Sie es als Sport, als besonderen Sport. Dafür müssen Sie sonst weniger davon machen.

☞ **Sehen Sie möglichst wenig fern.**
Dort werden Sie verführt und wenigstens zum Knabbern manipuliert, mit voller Absicht. Hier nimmt niemand Rücksicht auf Sie und Ihr Vorhaben.

☞ **Stellen Sie Ihre Ernährung so um, dass es keinem auffällt.**
Es soll Ihnen möglichst wenig auffallen und ihrer Umgebung gar nicht auffallen. Höchstens merkt man, dass Sie Sachen übrig lassen. Trauen Sie sich zu sagen: „Das schmeckt mir nicht!" im Gasthaus, und andernorts sagen Sie „Das vertrage ich leider nicht!"

☞ **Trinken Sie vor allem Süßwasser.**
Wenn Ihnen das normale Wasser aus der Leitung oder Flasche nicht süß genug ist, geben Sie so viel Zucker dazu, dass es gerade süß schmeckt.

☞ **Trinken Sie Alkohol nur dann, wenn Sie seine Wirkung genießen wollen.**
Der Geschmack allein bringt zu wenig, und bei allen Alkoholgeschmacksbeschreibungen werden Vergleiche im Fruchtbereich bemüht. Im Übrigen kann man auf einem Bein schlecht stehen, auf ein Getränk folgt schnell ein weiteres und so fort. Vorsicht!

☞ **Wenn Alkohol, dann Destillate.**
Diese enthalten keine Pflanzenschutzmittel und andere Verunreinigungen.

☞ **Fangen Sie mit der Umstellung an einem Montag an.**
Die neue Woche hilft beim Beginnen mit. Leichter geht es im Winter, weil unser biologisches Gedächtnis dann auf Verbrauch eingestellt ist.

☞ **Meiden Sie Situationen, bei denen es leicht zum Kontrollverlust über die aufgenommene Menge kommte.**
Einerseits weil Sie mithalten müssen oder andererseits wollen.
Das sind einige der Gefahrensituationen:
Geburtstag - Taufe - Hochzeit - Jubiläum - Einladung - Vernissage - Kollegenabschied - Mitarbeiterehrung - Weihnachtsfeier - Buffets - Langeweile - Fernsehen - Gesellschaft - Besuch - Alkohol.

☞ **Bei Knabbersachen und Naschereien müssen Sie sich ein Limit setzen.**
Das geht, indem Sie eine bestimmte Menge, die Sie konsumieren wollen, zu sich ziehen und sich dann nichts mehr nachholen.

☞ **Sie müssen nicht ständig „VOLL“ sein.**
Aber Sie sollen auch nicht hungrig sein.

☞ **Jede Beschränkung der aufgenommenen Menge führt zu einem Gewichtsverlust.**
Die Beschränkung soll nicht schmerzhaft sein und es soll sich kein Mangelgefühl ausbreiten

können. Rationieren bedeutet etwas mit Ratio machen, das heißt mit Verstand, rational und wirtschaftlich, rationell.

☞ **Variieren Sie Ihre Essenszeiten:**
Frühstück zwischen 6 und 10 Uhr. Einmal um 6 Uhr, dann haben Sie sehr viel Zeit und können vor der Arbeit noch etwas anderes machen, ein anderes Mal so spät wie möglich, um 8.30 Uhr, mit Kaffee im Auto.

Mittagessen zwischen 11 und 15 Uhr. Das fällt leicht bei Gleitzeit, das führt von der Gewohnheit weg. Bei Festzeiten diese variabel ausnutzen, immer woanders hin, zu anderen Zeiten.

Abendessen zwischen 16 und 21 Uhr. Je früher, desto besser.

☞ **Das Frühstück bereichern.**
Das uns gewohnte Frühstück ist eigentlich langweilig. Das konventionelle Frühstück besteht aus Gebäck mit Butter und Marmelade, unter Umständen mit einem Ei, dieses gekocht hart oder weich, im Glas oder pochiert. Dann kommt ein wenig Schinken und Käse dazu, auch Streichwurst kann es sein. Es wird nur durch die Frische der Backwaren zum Genuss. Wenn das Frühstück brotlos gestaltet wird, fällt der Reiz der Backwaren weg, und es geht ein Träger der Konfitüre verloren. Wenn Sie auf Backwerk verzichten, müssen Sie es auch morgens nicht holen gehen oder aufbacken. Und Obst statt Brot nehmen!

☞ **Statt Gebäck nehme ich ein Trenn-Ei.**
Den Dotter vom Klar trennen und pochieren, das Klar auf einen Teller geben, im Wasserbad oder Mikrowellenherd härten und als Marmeladenträger verwenden. Süßes Ei ist in der Konditorei sehr beliebt und durchaus nicht ungewöhnlich, nur wir wollen es derzeit zum Frühstück salzig und das Brot süß. Wenn das Brot vermieden wird, kann mehr süßer Zucker gegessen werden. Auch als Marmelade auf dem gehärteten Trenn-Ei.

☞ Befolgen Sie den Spruch: **„Morgens wie ein Kaiser, mittags wie ein König, abends wie ein Bettelmann!"**

☞ **Machen Sie Ihre Eintöpfe selber.**
Ohne Dickmacher-Zutaten, das ist viel gesünder, und es ist immer ein Happen da, wenn es gar nicht anders geht. Sie können Ihre Eintöpfe in Aspik legen, und sie so

transportierbar und unterwegs essbar machen.

☞ **Tun Sie etwas gegen den unterbeschäftigten Mund.**
Bereiten Sie Ihren Kaugummi selbst zu. Verwenden Sie die Schwarte von Kaiserfleisch gekocht, schneiden Sie sie in kleine Stücke und nehmen Sie eines, wenn Ihr Mund etwas zu tun haben will.

☞ **Bereuen Sie Ihre Ernährungsfehler nicht.**
Das ist ein langfristiges Programm, einige Ausrutscher sind bedeutungslos, aber auch unvermeidlich. Wenn schon, denn schon, nicht kleckern, sondern klotzen. Mit Spaß, gewissenlos und ohne Reue.
Ihr Stoffwechsel hält das aus, ein schlechtes Gewissen bringt nichts, kein Grund zu resignieren.

Raus aus dem Teufelskreis

1. Problemkreis
Kohlenhydratreiche Nahrungsmittel

Eigenen Traubenzucker selbst erzeugen

☞ **Kochen Sie 100 Gramm Nudeln.**
Bleiben wir bei den Spaghetti Nr. 5 von Barilla. Kochen Sie sie **statt 8 einmal 12 Minuten lang**, lassen Sie sie dann körperwarm werden, würzen Sie sie nicht und essen Sie so lange, bis Sie genug haben. Stehen lassen erlaubt, Reste verwerfen.

☞ **Kaufen Sie Grissini Torinesi.**
Richten Sie sie in einem Becher stehend an und warten Sie drei Tage.
Dann knabbern Sie diese Backwerke bis es Ihnen reicht.

☞ **Essen Sie zuerst das Hauptgericht, lassen Sie die gefährlichen eigengeschmacklosen Beilagen weg.**
Als gefährliche eigengeschmacklose Beilagen gelten alle kohlenhydrathaltigen Sattmacher, wie Knödel, Kartoffeln, Reis, Nudeln, Spätzle und Ähnliches. Anderes Gemüse und Salate sind zum Verzehr geeignet. (Achtung: keine Kartoffel-, Reis- und Nudelsalate!)

☞ **Essen Sie den Belag vom belegten Brot,**
das Brot ist dann frei für einen neue Belegung.
So brauchen Sie beim Brötchenbuffet keinen Teller mehr, sondern nur noch eine Gabel. Das ist nur bei Streichkäse und Streichwurst schwierig, aber durchaus auch zu meistern.

☞ **Vermeiden Sie sämige Soßen.**
Je dickflüssiger, umso eher vermeiden. In den Soßen befindet sich sehr viel Mehl, das zur Bindung gebraucht wird.

Süßen Zucker bewusst genießen

☞ **Besorgen Sie sich eine Tafel Schokolade mit 70 Prozent Kakaoanteil.**
Davon gibt es einige Sorten, jede mit mehr als 70 Prozent ist geeignet, auch mit noch höherem Kakaoanteil. Je höher dieser Anteil wird, umso weniger süß ist die Schokolade. Eine Tafel zu 100 Gramm steht Ihnen für den ganzen Tag zur Verfügung. Wenn Sie wollen, jeden Tag. Immer wenn Sie Lust darauf haben, nehmen Sie ein kleines Stückchen und lutschen es weg. Nicht zerbeißen, das geht zu schnell, der Genuss ist zu kurz! Keine Angst, das schadet Ihren Zähnen nicht, die Zähne mögen Fett, das hält sie gesund. Die kleine Menge Zucker wird vom Speichel weggespült und geschluckt.

☞ **Süßes für Zwischendurch.**
Süßes Gemüse ist wohlschmeckend, eben Süßkraut statt Sauerkraut. Rote Beete (Rhonen) mit Ahornsirup ist ungewöhnlich, schmeckt aber sehr fein.
Süßer Salat war oder ist in Wien gebräuchlich. In der asiatischen Küche ist süßsauer charakteristisch. Karfiol (Blumenkohl) schmeckt mit Sirup wirklich hervorragend.
Zuckerrübenschnitten sind auch etwas Feines. Süße Paprika sind in Ungarn bekannt.

☞ **Marmelade sinnvoll verwenden!**
Einmal die Marmelade ohne Brot probieren. Sie werden bemerken, dass die Marmelade viel zu süß ist. Sie müssen sie verdünnen, um zu einem passablen Geschmack zu kommen. Wenn Sie sie mit viel Wasser verrühren, erhalten Sie einen Fruchtsaft, der gesüßt ist, und können den genussvoll langsam trinken. Wenn Sie weißes Joghurt zur Marmelade nehmen, erhalten Sie selbst gemachtes gesundes Fruchtjoghurt.

Problemkreis
Nicht artgerechte Nahrungsmittel

Wahren Hunger erkennen

☞ **Sie müssen nur lange genug warten, der Hunger kommt von alleine.**
Geben Sie nicht zu früh auf, freuen Sie sich auf das Essen. Sie werden an sich beobachten können, dass sich der Appetit im Laufe des Wartens immer mehr verbreitert, Sie finden immer mehr Nahrungsmittel attraktiv. Warten Sie weiter, bis dasjenige Nahrungsmittel, das Sie für den heutigen Tag vorbereitet haben, für Sie attraktiv genug ist, um beim Essen Freude zu haben.

☞ **Der Heißhunger nach Süßem ist in drei Tagen verschwunden.**
Dieses Verlangen ist heftig, aber ist eben kein echter Hunger, man will bestimmte Speisen zu sich nehmen, vor allem süße, weil der Blutzucker auf niedrigem Niveau ist, obwohl ausreichend Energiereserven vorhanden sind. Dieser spezielle Hunger kommt daher, dass die Ernährung mit Vielfachzuckern eine Luxusdiät für unseren Körper ist. Er hat haufenweise Zucker zur Verfügung, und er muss diesen Zucker nicht selbst herstellen. Nach drei Tagen ist die Überzuckerung verbraucht. Der Körper stellt sich auf seinen Normallevel ein, das heißt, er macht so viel Zucker, wie er braucht. Wir besinnen uns auf unsere Reserven und verlieren das Hungergefühl, bis wirklich Energie gebraucht wird.

Satt lernen

☞ **Bereiten Sie kleine Mengen an Nahrung vor.**
Vorportioniert soll so viel werden, dass Sie von zwei Portionen sicher satt sein werden, von einer aber schon den Hunger verloren haben. So können Sie leicht jederzeit aufhören zu essen, ohne ein schlechtes Gewissen wegen der verschwendeten Lebensmittel zu haben.

☞ **Achten Sie anfangs nur auf das Hungergefühl.**
Es reicht, wenn Sie den Hunger vertrieben haben, Sie müssen nicht voll werden. Dieser Unterschied ist wichtig, es geht um das Gefühl „SATT“. Wenn der Hunger nicht mehr spürbar ist, gleich aufhören ohne Rücksicht auf die Restportion.

☞ **Wenn Sie essen, essen Sie möglichst langsam.**
Wenn Sie wenig Zeit haben, können Sie also auch nur wenig essen. Sie wissen, dass Sie für einen Teller Gulasch 15 Minuten Zeit brauchen, und Sie haben nur 10 Minuten Zeit. Essen Sie etwa zwei Drittel in den 10 Minuten und lassen Sie den Rest übrig. Lassen Sie sich nicht durch Zeitmangel zum Schnellessen verleiten!

☞ Merken Sie sich, mit **welchem Nahrungsmittel Sie welche Zeitspanne nicht mehr hungrig** gewesen sind.

☞ **Vermeiden Sie Suppen als Menübestandteil.**
Suppen sind kalorienhaltige Getränke und als solche verdauungshemmend. Wenn Sie Suppen gerne mögen, nehmen Sie bei einer Mahlzeit nur Suppe zu sich, so lange, bis Sie satt sind. Wählen Sie sich einen Suppentag aus.

☞ **Bevorzugen Sie feste Vorspeisen.**
Wie etwa Sülzen oder Carpacchos.

Appetit richtig deuten

☞ **Essen Sie von einem Teller immer zuerst das, was Ihnen besser schmeckt.**
Erst dann diejenigen Sachen, die Sie weniger begeistern, oder lassen Sie diese einfach stehen. Essen Sie sich nicht erst den Weg zu den guten Sachen frei, um den Teller dann leer zu bekommen.

☞ **Seien Sie neugierig.**
Fragen Sie nach, was in den Gerichten ist, wie sie gemacht worden sind und woraus sie gemacht worden sind. Der Geschmack leitet fehl, Sie müssen sich genauer erkundigen und nachfragen. Sind die Auskünfte unklar oder bemerken Sie Unsicherheiten, lassen Sie das Gericht aus.

Echten Geschmack suchen

☞ **Vermeiden Sie beim Einkauf Fertigprodukte und andere Industrienahrung.**
Diese Dinge schmecken gut und sind einfach zuzubereiten, enthalten aber oft viele Zutaten, die Ihnen Gewicht aufladen.

☞ **Essen Sie möglichst Echtes, also unverfälschte Nahrungsmittel.**
Je mehr Produktionsschritte die Nahrung hinter sich hat, umso mehr hat sie gesunde Inhaltsstoffe verloren.

☞ **Bevorzugen Sie einfache Gerichte, mit wenigen, ungemischten Zutaten.**
So können Sie besser beurteilen, was Ihnen geschmeckt hat und warum.

☞ **Die Speisen sollen körperwarm gegessen werden.**
Nur so können Sie den echten Geschmack herausfinden.

☞ **Reduzieren Sie Ihren Verbrauch an Gewürzen.**
Gewürze verfälschen den Geschmack oder sie rufen dort einen Geschmack hervor, wo an sich gar keiner ist. Was Ihnen ohne Gewürze schmeckt, erkennt Ihr Körper am sichersten.

☞ **Nachdem man zuckerhaltige Nahrungsmittel salzen kann, wie etwa Salzstangerln, kann man an sich Salziges, Pikantes und Saures natürlich auch zuckern.**
Zucker ist als Gewürz unübertroffen, aber als Nahrungsmittel gefährlich. „Mit einem Löffelchen voll Zucker schmeckt die bitterste Medizin" wusste schon Mary Poppins im Film. Daher kommen auch die interessanten asiatischen Geschmackseindrücke wie etwa süßsauer. Das finden wir auch bei der Essiggurke oder bei manchen Salatdressingarten.

☞ **Denken Sie öfter einmal an Samuel Hahnemann.**
Er ist der Vater der Homöopathie. Seine bedeutendste Erkenntnis ist die Monotherapie. Er hat immer nur ein einziges Arzneimittel angewendet, anders als zu seiner Zeit üblich. Früher hat man mit allem gleichzeitig behandelt, was den damaligen Ärzten zur Verfügung stand. So nach dem Motto: „Viel hilft viel!". Er ist der Erste gewesen, der erkannt hat, dass es nur dann eine klare Aussage hinsichtlich der Wirkung eines Arzneimittels geben kann, wenn man es unabhängig von anderen verabreicht. Das Gleiche gilt auch für Nahrungsmittel. Je mehr gemischt und kombiniert wird, umso unklarer wird die Wirkung. Essen Sie möglichst nur ein Gericht zu einer Mahlzeit.

Problemkreis - Kauen

Länger kauen bedeutet länger genießen

☞ **Nehmen Sie Ihre Nahrung trocken in den Mund.**
Der Speichel wird von den Speicheldrüsen erzeugt, beim Kauen wird mehr Speichel produziert. Wenn alles klein gekaut und durch den Speichel flüssig geworden ist, bewusst schlucken.

☞ **Sie sollten kleine Stücke in den Mund nehmen.**
Je weniger im Mund ist, umso besser kann diese Menge gekaut werden. Durch den Speichelfluss wird die Füllmenge des Mundes von selbst größer. Der Mensch produziert im Durchschnitt täglich zwei Liter Speichel. Eine große Füllmenge des Mundes führt dazu, dass ein Teil des Inhaltes der Mundhöhle schnell geschluckt wird, damit genug Platz zum Kauen des Restes vorhanden ist.

☞ **Kauen Sie am Anfang vorsichtig, als ob Sie etwas Hartes oder eine Gräte suchen.**
Das heißt langsam und tastend. Wenn Sie sicher sind, dass nichts Hartes dabei ist, kauen Sie mit mehr Kraft und bringen die Zähne im Unterkiefer mit höherer Geschwindigkeit in Kontakt zu den Oberkieferzähnen.

☞ **Behalten Sie den Bissen möglichst lange im Mund und schmecken Sie ihn aus.**
Wenn der Bissen den Mund verlässt, ist das Vergnügen vorbei. Der Magen kann nichts schmecken, der Bauch kann nur drücken.

☞ **Sie können den Kaugenuss verlängern, indem Sie das Besteck während des Kauens bewusst neben den Teller ablegen.**
Erst wenn Sie für den nächsten Bissen bereit sind, nehmen Sie das Besteck wieder zur Hand.

☞ **Es hilft Ihnen, wenn Sie systematisch kauen, genauso wie beim Zähneputzen.**
Sie können sich vorstellen, den Bissen die Zahnreihe entlangzukauen, Sie beißen mit jedem Zahn einmal zu. Natürlich beißen Sie mit allen Zähnen gleichzeitig zu, Sie schieben den Bissen nur einen Zahn weiter. Das machen Sie einmal für die Oberkieferzähne und einmal für die Unterkieferzähne.

☞ **Beim Mehrkauen hilft Ihnen eine Stoppuhr.**
Eine Sanduhr oder der Sekundenzeiger, bis das Mehrkauen zur Gewohnheit geworden ist.

☞ **Wenn Sie kauen, trinken Sie nichts dazu.**
Mehr Flüssigkeit im Mund führt zu vorzeitigem Schlucken des Bissens. Jedes Getränk vermindert die Konzentration der Magensäure. Die Flüssigkeit entfernt die Magensäure auch schneller aus dem Magen.

☞ **Machen Sie ein Spiel beim Essen.**
Sind Sie allein, kann ein Sudoku Spaß bringen, Sie haben genug Zeit zum Ausfüllen, wenn Sie, wie empfohlen, das Besteck dazwischen weglegen und einen Stift zur Hand nehmen.

☞ **Wenn Sie zu zweit essen, bietet das Dialogkauen Raum für ungewohnte Kommunikation.**
Der/die eine spricht, der/die andere kaut. Und umgekehrt. Und weil das Kauen dauert und man derweilen nur sehr undeutlich sprechen kann, hat der/die andere das Wort. Unstimmigkeiten dürfen aber nicht zu vorschnellem Schlucken und vorschnellen Antworten führen.

Zahngerechte Ernährung macht Sinn

☞ **Wenn Sie allein zu Hause sind, essen Sie Ihr Fleisch ohne Messer.**
Mit der Gabel zum Mund, und dann einfach abbeißen. Sie werden bemerken, dass das umso leichter geht, je weniger es durchgebraten ist und je weniger Sehnen das Fleischstück hat.

☞ **Wenn Sie besonders viel zum Beißen haben wollen, braten Sie Ihr Steak durch.**
Es wird sehr hart werden, und Sie haben lange zu tun.

☞ **Ihr Gemüse (immer gemeint ohne Kartoffeln, Karotten, Reis, Mais und Bananen) sollten Sie nur kurz in heißes Wasser legen.**
Die Inhaltsstoffe bleiben wertvoll und Sie haben etwas mehr Arbeit für Ihre Zähne.

☞ **Kauen Sie Trockenfleisch, wenn Sie Appetit darauf haben.**
Bündner Fleisch oder Ähnliches, aber schneiden Sie es in kleine Würfel, mit einer Kantenlänge von etwa einem Zentimeter. Daran können Sie lange kauen.

Problemkreis
Unnatürliche Essenszeiten

Neue Muster annehmen

☞ **Essen Sie nie ohne Hunger!**
Die Verführungen sind zahlreich, die Werbung ermuntert Sie pausenlos zum Essen, aber Sie brauchen keinen Snack zwischendurch, bestimmt nicht. Diese Zwischenmahlzeit bringt viel Energie, die Sie nicht nötig haben. Alle diese Zusatzrationen sind reinstes Frustfutter.

☞ **Oft ist es wesentlich besser, mit dem Essen gar nicht zu beginnen.**
Weil das echte Problem das Aufhören mit dem Essen ist.

☞ **Nehmen Sie nur dann eine Mahlzeit zu sich, wenn Sie wirklich Hunger haben.**
Und nicht dann, wenn Sie gewohnt sind zu essen. Zu welcher Zeit das ist, ist völlig nebensächlich. Und wie oft das ist, spielt ebenfalls keine Rolle.

☞ **Seien Sie vor allem am Wochenende vorsichtig, die meisten Kalorien kommen am Wochenende zu Ihnen.**
Feiern in der Familie und im Kollegenkreis oder Veranstaltungen aller Art sind bevorzugt zu Wochenenden angesetzt. Auch wenn man nur allein ist, der Griff zur Nahrung fällt schon wegen der reichlichen Freizeit am Wochenende wesentlich leichter.

☞ **Richten Sie Ihre Mahlzeiten auf kleinen Tellern an.**
Das ist verwunderlich, aber man wird von den vermeintlich größeren Gerichten auf kleineren Tellern eher satt.

☞ **Auch wenn es noch so gut war, lassen Sie sich keinen Nachschlag geben.**
Hausherrinnen können in diesem Punkt sehr hartnäckig sein, Sie müssen standhaft bleiben.

☞ **Nach 17 Uhr sollten Sie nichts mehr essen.**
Sie werden wesentlich besser schlafen, wenn auch die Verdauung ein wenig ausspannen kann.

Prinzipiell ist es egal, wann gegessen wird, aber wenn man sich mit vollem Magen hinlegt, kann Mageninhalt zurück in die Speiseröhre rinnen und unangenehmes Sodbrennen auslösen.

☞ **Essen Sie die Wurst ohne Brot, sie schmeckt so besser.**
Und wenn Ihnen das zu intensiv sein sollte, nehmen Sie zur Wurst einen Käse, etwas Apfel, eine Tomate, Gurke, Salatblätter oder Paprika oder auch Zwiebeln.

☞ **Vermeiden Sie Sättigungsbeilagen.**
Werden Sie vom „piece de resistance" (das ist der Hauptgang) satt.
Wenn Sie genug Braten bekommen, werden Sie auch satt sein.

☞ **Trinken Sie zu Trinkzeiten und essen Sie zu Essenszeiten**.
Sind hier nicht als Fixzeiten gemeint. Vermischen Sie diese Formen der Nahrungsaufnahme nicht, das Trinken stört die Verdauung, die Mundverweildauer des Bissens verkürzt sich, die Magensäure wird verdünnt.

☞ **Der Appetit kommt beim Essen, schicken Sie ihn wieder weg.**

Problemkreis Künstliches Umfeld

Original fühlen

☞ **Seien Sie wählerisch. Essen Sie nur, was Sie wirklich mögen.**
Gehen Sie keine Kompromisse ein, wenn es ein Beinschinken sein soll, dann nehmen Sie nur einen solchen, keinen anderen.

☞ **Essen Sie bevorzugt Nahrungsmittel, die gerade zur Jahreszeit passen.**
Das ist im Winter schwierig, aber Wintergemüse kann passen, wie etwa Sauerkraut, Rotkohl, Lauch und Rote Beete.

☞ **Essen Sie Hirsch auch dann, wenn Sie gerade nicht ausgerechnet auf ihn Appetit haben, wenn es die richtige Zeit für Wildgerichte ist.**

☞ **Lassen Sie sich Ihr Fleisch nicht faschieren, essen Sie es wie es kommt.**
Da erschließen sich die wichtigen Zusatzstoffe in der Nahrung. Dadurch brauchen Sie keine Kollagentabletten oder ähnliche Nahrungsergänzungsmittel.

☞ **Portionieren Sie Ihr Knabberzeug.**
Beim Knabbern fehlt die Sättigungsmeldung völlig. Mengenkontrolle ist nur über vorgefertigte kleine Portionen möglich.

Keine Angst vor Hunger

☞ **Vermeiden Sie Industrienahrung.**
Das ist leichter gesagt als getan, weil auch in vermeintlich guten Restaurants „Convenience-Produkte" serviert werden. Das sind komplette Gerichte, die tiefgekühlt geliefert werden und dann vom Gastwirt nur noch aufgewärmt werden müssen. Das sagt er Ihnen natürlich nicht, Sie sollen glauben, alles ist frisch gemacht, nur für Sie. Je größer die Speisekarte, je mehr verschiedene Gerichte gleichzeitig angeboten werden, umso vorsichtiger sollten Sie sein. Und je schneller das Essen kommt, umso eher war es schon vorher fertig und wurde nur im Mikrowellenherd aufgewärmt.

☞ **Wenn Sie Hunger haben und in ein Lokal oder Restaurant zum Essen gehen, dann sollten Sie vor dem Studium der Speisekarte überlegen, was Sie essen wollen.** Erfolgt die Erforschung des eigenen Appetits vor der Vorschlagsauswahl der Menükarte, dann kann der Körper uns viel freier mitteilen, worauf er gerade Bedarf oder Lust, eben Appetit hat. Erfolgt die Auswahl erst nach der Kenntnis der Möglichkeiten, beeinflusst die Erinnerung an Geschmäcker und angenehme oder unangenehme Begleitumstände die Auswahl stark und verfälscht die ursprünglich getroffene Entscheidung.

☞ **Bestellen Sie sich, was Sie herkunftsmäßig kennen.**
Obwohl es vielleicht auch andere, fremde Dinge auf der Karte gibt, die Sie nehmen könnten. Je fremder ein Gericht ist, umso eher kann es so schmecken, wie es will, weil uns da ja jegliche Vergleichsmöglichkeit fehlt.

☞ **Nehmen Sie öfter einmal etwas, was Ihnen früher nicht geschmeckt hat.**
Schmeckt es Ihnen jetzt, hat sich Ihre Wahrnehmung verändert. Schmeckt es Ihnen nicht, lassen Sie es stehen, obwohl sie es zahlen müssen. Das ist immer noch billiger als auf einer teuren Abspeckkur praktisch gar nichts zu essen.

☞ **Bestellen Sie ein Rumpsteak mit Pommes frites.**
Essen Sie das Rumpsteak und lassen Sie die Pommes auf dem Teller zurück.

☞ **Was sollten Sie in welchem Lokal vermeiden?**
Außer Haus ist es schwierig, aber die Grundregeln gelten auch in ausländischen Lokalen.

Allgemein wichtig: gefährliche eigengeschmacklose Fettmacher weglassen.

☞ **Beim Italiener:**
Meiden Sie Pizzabrot, Pizzaboden, Nudelgerichte und Risotto. Sie werden jetzt sicher denken, wozu soll ich dann überhaupt zum Italiener gehen. Aber es gibt vieles, was dort gut schmeckt und kein Mastfutter ist. Von der Pizza essen Sie nur den Belag. Der Teig darunter ist sowieso nicht knusprig. Ein wenig Rand wird schon nicht schaden. Ich empfehle die Salate mit Thunfisch, Ei, Pilzen oder Meeresfrüchten, alle Antipasti, sämtliche Fische, alle Fleischgerichte und die Cremas.

☞ **Beim Franzosen:**
Vom Baguette nur die Rinde, und nur wenig davon zum Käse, dafür den reichlich. Besonders die Eintopfgerichte sind empfehlenswert, wie Coq au Vin, Choucroute oder Bouillabaisse.

☞ **Beim Österreicher:**
Paniertes auslösen, also nur das Innere essen, die Panade ist aus Weißbrotbröseln. Das gilt für das Wiener Schnitzel genauso wie für das Backhuhn. Bevorzugen Sie die Wiener Rindfleischzubereitungen.

☞ **In der Haute Cuisine:**
Nachdem man da selten hingeht und es pro Gang nur recht wenig gibt, sind Einschränkungen kaum notwendig.

☞ **Beim Asiaten:**
Reis sollten Sie bestenfalls unter dem Sushi zu sich nehmen, aber auch das muss nicht sein, nehmen Sie den Fisch herunter und lassen Sie den bestenfalls säuerlich schmeckenden Reisklumpen stehen. Beim Asiaten sollten Sie die Buffetvariante bevorzugen, weil Sie dann nur dasjenige nehmen müssen, was sie wirklich mögen. Nudeln bitte in der Suppe lassen. Die Haut der Frühlingsrollen ist aus Teig, der ist aus Mehl. Und die Panade von Huhn, Ente und Obst ist zwar knusprig, aber aus Vielfachzucker, also weg damit!

☞ **Beim Griechen:**
Moussaka besteht aus Kartoffelschichten, diese weglassen, Auberginen und Hackfleisch genießen. In Griechenland werden zu Nudeln interessanterweise durchaus auch Kartoffeln serviert, Beilagen zur Beilage also. Beides unbedingt ungekostet übrig lassen. Souvlaki, Gyros

und Tsatsiki bevorzugen.

☞ **Beim (ehemaligen) Jugoslawen:**
Dort haben sich die Pommes zu allem eingenistet, diese meiden. Der landestypische Gemüsereis stellt hohe Anforderungen beim Trennen des Reises vom guten Gemüse. Pleskavica mit Schafskäse gefüllt und Cevapcici den Vorzug geben.

☞ **Werden sie mit nur einer Speise nicht mehr hungrig.**
Vermeiden Sie die Bestellung von Menüfolgen im Restaurant, also zuerst eine Vorspeise X, dann als Hauptgericht Y mit XY und zum Nachtisch Z. Wenn Sie mit einer von Ihnen gewählten Vorspeise genug haben, hören Sie auf. Wenn nicht, bestellen Sie noch etwas. Bestellen Sie erst dann, wenn Sie wirklich noch etwas wollen. Bestellen Sie nichts im Voraus.

☞ **Betrachten Sie es als Glücksfall, wenn Ihnen etwas im Restaurant nicht schmeckt.**
Sie müssen es dann auch nicht essen. Sie sind nicht daheim bei Ihren Eltern, diese Regeln gelten nicht mehr. Und wenn Sie es dem Geschäftsführer mitteilen, möglicherweise auch nicht bezahlen.

☞ **Erklären Sie dem Wirt, dass Sie nichts trinken wollen und gebrauchen Sie eine Ausrede.** Auch hier ist die Allergie am besten. Zahlen Sie für den Nichtkonsum ein wenig mehr, aber bleiben Sie dafür unbehelligt. Ist das nicht möglich, Seien Sie großzügig, bestellen Sie ein Getränk, das Sie an Ihre/n Tischnachbar/in oder Kollegen/in weitergeben können.

☞ **Essen Sie vom Menü in der Kantine nur einen Teil.** Mit dieser Geschwindigkeit können Sie in einer normalen Mittagspause kein ganzes Menü zu sich nehmen. Das müssen Sie auch gar nicht. Essen Sie nur das, was Sie gerne haben, worauf Sie Appetit haben. Das aber mit Genuss.

Wenn es Ihnen möglich ist, diese einfachen Ratschläge zu befolgen, steht einer zwar langsamen, dafür aber dauerhaften Körperkontrolle nichts mehr im Wege!

Ich wünsche Ihnen viel Erfolg!

Positivliste
Was man alles essen kann

Alles an Fleisch, wie zum Beispiel

- ✓ Rind
- ✓ Kalb
- ✓ Schwein
- ✓ Huhn
- ✓ Pute
- ✓ Truthahn
- ✓ Ente
- ✓ Gans
- ✓ Pferd
- ✓ Esel
- ✓ Krokodil
- ✓ Eidechse
- ✓ Frosch

Achtung! Kein Wiener Schnitzel oder Backhuhn wegen Panierbrotanteil!

Alle Fleischspezialitäten, wie zum Beispiel

- ✓ Schinken
- ✓ Bündner Fleisch
- ✓ Seranoschinken
- ✓ Speck
- ✓ Paprikaschinken
- ✓ Schinkenspeck
- ✓ Panchetta
- ✓ Leberkäse
- ✓ Corned Beef
- ✓ Leberknödel

Alle Wurstarten, wie zum Beispiel

- ✓ Salami
- ✓ Extrawurst
- ✓ Frankfurter
- ✓ Nürnberger Bratwurst
- ✓ Gelbwurst
- ✓ Debreziner
- ✓ Pariser
- ✓ Krainer
- ✓ Braunschweiger
- ✓ Käsekrainer
- ✓ Knackwurst
- ✓ Selchwurst
- ✓ Currywurst
- ✓ Burenhaut
- ✓ Klobasse
- ✓ Schinkenwurst

Achtung! Billigstwürste werden mit Stärke gestreckt!

Alle Fischsorten, wie zum Beispiel

- ✓ Forelle
- ✓ Karpfen
- ✓ Hecht
- ✓ Branzin
- ✓ Teufelskopf
- ✓ Scholle
- ✓ Dorsch
- ✓ Kaviar

Achtung! Keine vorpanierten Zubereitungen, wie Fischstäbchen, wegen Panierbrotanteil!

Alle Meeresfrüchte, wie zum Beispiel

- ✓ Krabben
- ✓ Hummer
- ✓ Shrimps
- ✓ Miesmuscheln
- ✓ Jakobsmuscheln
- ✓ Oktopus

Alle Eier, wie zum Beispiel

- ✓ Hühnereier
- ✓ Enteneier
- ✓ Straußeneier
- ✓ Fasaneier
- ✓ Wachteleier

Alle Milchprodukte, wie zum Beispiel

- ✓ Butter
- ✓ Buttermilch
- ✓ Topfen
- ✓ Milch
- ✓ Ricotta
- ✓ Quark
- ✓ Joghurt
- ✓ Sojamilch

Achtung! Fruchtjoghurtzubereitungen sind oft mit Stärke und Maissirup eingedickt!

Alle Käsesorten, wie zum Beispiel

- ✓ Edamer
- ✓ Emmentaler
- ✓ Gouda
- ✓ Gorgonzola
- ✓ Mozzarella
- ✓ Cheddarkäse
- ✓ Latteria
- ✓ Chaume
- ✓ Tilsiter

Alles Gemüse, wie zum Beispiel

- ✓ Spargel
- ✓ Rucola
- ✓ Grüne Bohnen
- ✓ Bambussprossen
- ✓ Mangold
- ✓ Broccoli
- ✓ Rosenkohl
- ✓ Kohl
- ✓ Blumenkohl
- ✓ Sellerie
- ✓ Gurke
- ✓ Auberginen
- ✓ Endivien
- ✓ Fenchel
- ✓ Kopfsalat
- ✓ Pilze
- ✓ Oliven
- ✓ Okra
- ✓ Paprika
- ✓ Radicchio
- ✓ Radieschen
- ✓ Rhabarber
- ✓ Sauerkraut
- ✓ Zwiebeln
- ✓ Spinat
- ✓ Tomaten
- ✓ Rüben
- ✓ Kohlrabi
- ✓ Kürbis

Achtung – Ausnahme! Kartoffeln, Reis, Mais, Bohnen, Maroni.

Alles Obst, wie zum Beispiel

- ✓ Pflaume
- ✓ Nektarine
- ✓ Melone
- ✓ Schwarzbeere
- ✓ Stachelbeere
- ✓ Johannesbeere
- ✓ Himbeere
- ✓ Erdbeere
- ✓ Avocado
- ✓ Apfel
- ✓ Birne
- ✓ Marille
- ✓ Pfirsich

Achtung-Ausnahme! Bananen wegen des Stärkegehaltes meiden!

Alle Nüsse, wie zum Beispiel

- ✓ Walnüsse
- ✓ Haselnüsse
- ✓ Pinienkerne
- ✓ Mandeln
- ✓ Macadamia
- ✓ Pecan
- ✓ Erdnüsse
- ✓ Maroni

Getränke

- ✓ Wasser
- ✓ Tee
- ✓ Kaffee

Negativliste

Was man nicht essen sollte

Alle Brote, wie zum Beispiel

- x Schwarzbrot
- x Graubrot
- x Weißbrot
- x Semmeln
- x Vollkornbrot
- x Bergbauernbrot
- x Baguette
- x Toscanabrot
- x Brioche
- x Knäckebrot
- x Zwieback
- x Semmelwürfel
- x Semmelbrösel
- x Soletti
- x Brezeln
- x Salzstangerln
- x Grissini
- x Jede Panier
- x Kornspitz

Alle Nudeln, wie zum Beispiel

- x Lasagne
- x Spaghetti
- x Linguine
- x Spiralen
- x Fleckerln
- x Bandnudeln
- x Tagliatelle
- x Tortellini
- x Glasnudeln
- x Udonnudeln

Alle Mehlzubereitungen, wie zum Beispiel

- x Einbrenn
- x Nockerln
- x Pfannkuchen
- x Palatschinken
- x Frittaten
- x Germknödel
- x Marillenknödel
- x Pudding
- x Kasnudeln
- x Backerbsen
- x Zwetschkenknödel
- x Semmelknödel

Alle Mehlspeisen, wie zum Beispiel

- x Sachertorte
- x Zwetschkenfleck
- x Streuselkuchen
- x Marmorkuchen

Alle Getreide- oder Getreideteilezubereitungen, wie zum Beispiel

- x Müsli
- x Griesbrei
- x Griesnockerln
- x Ceralien

Alle Maisarten und Maiszubereitungen, wie zum Beispiel

- x Corn Sirup
- x Cornflakes
- x Nachos

Alle Reisarten und Reiszubereitungen, wie zum Beispiel

- x Rice crispies
- x Reisauflauf
- x Risotto
- x Sushi
- x Risi Pisi

Alle Kartoffelarten und Kartoffelzubereitungen, wie zum Beispiel

- x Pommes frites
- x Pringels
- x Chips
- x Rösti
- x Röstkartoffeln
- x Kartoffelpüree
- x Kartoffelködel
- x Kroketten
- x Tortillas

Alles was in hoher Konzentration Vielfachzucker enthält, wie zum Beispiel

- x Knabberzeug
- x Pizza
- x Tortilla Chips
- x Schnitten
- x Cookies
- x Speiseeis
- x Mars
- x Riegel

Was sich sonst noch für welche Mahlzeit eignet:

Morgens	Mittags	Abends
Topfen/Quark Omelett ohne Mehl Apfelscheiben mit Konfitüre	Weißwurst Ochsenmaulsalat Kaiserfleisch	Kraut Cesars salad Grillteller
Salat Apfel-Lauch	Rombo	Kalbshaxe
Räucherhuhn Corned Beef Aspik	Rinderherz Leber gebraten	Fasan Hirschwurst

Modellwoche:

Merksatz: Frühstück brotlos, Mittag reisfrei und entnudelt, abends kartoffellos.

	Frühstück	Mittagessen	Abendessen
Montag	2 weiche Eier Apfel in Scheiben Schinken Emmentaler	Käsekrainer mit Karfiolsalat	Geselchtes
Dienstag	2 Rühreier Birne in Scheiben Extrawurst Gouda	Irish Stew	Schweinsbraten
Mittwoch	2 pochierte Eier Orange Räucherforelle Hüttenkäse	Leberkäse mit Senf	Roast Beef
Donnerstag	2 harte Eier Ananas Schinkenwurst Edamer	Faschiertes mit Erbsen	Makrele
Freitag	2 Spiegeleier Pfirsich Karree Tilsiter	Fisch mit Grünen Bohnen	Beef Tatar
Samstag	2 Trenneier Obstsalat Schinken Edamer	Brathuhn mit Salat	Frankfurter Würstel
Sonntag	2 Trenneier Obstsalat Räucherlachs Emmentaler	Beefsteak mit Salat	Sülze vom Schweins- wangerl